Sven-David Müller
Cornelia Bäumker

Unter Mitarbeit von Dipl. oec. troph. Katrin Raschke
und Daniela Rösler

MCT –

das Fett, das nicht dick macht

Mit einem Vorwort von
Prof. Dr. Walter Feldheim

midena

Inhalt

Liebe Leser!

Bisher galt völlig mit Recht der Ausspruch »Fett macht fett!«. Doch jetzt hat sich etwas daran geändert. Die sensationellen Ergebnisse einer klinischen Untersuchung, die unter der Leitung von Herrn Dozent Dr. med. Lubomir Kuzela an der Medizinischen Fakultät der Universität Prag durchgeführt wurde, haben gezeigt, dass spezielle natürliche Fette, so genannte MCT-Fette oder mittelkettige Triglyzeride, nicht zu einer Gewichtserhöhung führen, wenn sie dem Körper zusätzlich zur normalen Nahrung zugeführt werden.

Die Recherchen zu diesem Buch zeigten, dass es viele weitere Studien über MCT-Fette gibt, die die gewichtsregulativen Effekte der MCT-Fette stützen. Interessant ist hier eine klinische Studie, die ebenfalls in Prag durchgeführt wurde. Die Untersuchung der Vierten Inneren Klinik der Universität Prag ergab, dass MCT-Fette scheinbar den gefürchteten Jo-Jo-Effekt verhindern können.

»Nichts ist schwerer zu ertragen, als eine Reihe von guten Tagen!«
Wilhelm Busch

Dieses Buch zeigt Ihnen, warum MCT-Fette gut geeignet sind, Übergewicht und dem Jo-Jo-Effekt vorzubeugen, und wie sie im Rahmen einer kalorienreduzierten Mischkost, die Bewegung einschließt, helfen, leichter abzunehmen – denn MCT-Fette erhöhen den Energiebedarf.

Mit diesem Buch erschließen wir erstmalig das Thema MCT-Fette in der Körpergewichtsregulation. Gestützt durch die Prager MCT-Studien und eine Vielzahl von anderen wissenschaftlichen Untersuchungen können wir Ihnen eine neue wirksame Möglichkeit der Gewichtsregulation präsentieren. Wenn Sie die Tipps und Hinweise in diesem Buch beachten, bleiben Sie schlank, beugen dem Jo-Jo-Effekt vor und nehmen leichter ab. Wir wünschen Ihnen viel Erfolg!

München
Cornelia Bäumker

Stolberg
Sven-David Müller

Geleitwort

Fette spielen für unseren Körper eine wichtige Rolle. Sie liefern Energie, vermitteln die Aufnahme von lebensnotwendigen Fettsäuren und fettlöslichen Vitaminen, sorgen als Isolierschicht für Wärme und schützen als Fettpolster empfindliche Organe (Augäpfel oder Nieren) vor Verletzungen. Unser Fettgewebe stellt aber auch unsere größte Energiereserve dar – und hier beginnt das »Fettproblem«.

Wenn die üblichen Nahrungsfette übermäßig verzehrt werden, speichert der Körper das überschüssige Fett für Notzeiten. Das Körpergewicht steigt, Übergewicht, Adipositas und »ernährungsabhängige« Krankheiten treten auf. Um das zu vermeiden, ernähren sich viele Menschen fast fettfrei oder fettarm. Diese Ernährungsform ist aber geschmacklich eintönig, und auf Dauer kann es zur Unterversorgung mit essenziellen (lebensnotwendigen) Fettkomponenten kommen.

Doch jetzt scheint sich eine Änderung der Situation anzudeuten. Fette mit mittelkettigen Fettsäuren (= MCT) unterscheiden sich im Stoffwechsel von den üblichen Nahrungsfetten mit langkettigen Fettsäuren (= LCT). Eine Studie an der Karls-Universität in Prag bestätigt das. MCT-Fette werden schneller als LCT-Fette aufgenommen und gelangen in die Leber. Dort erfolgt ein bevorzugter Abbau unter Bildung von Wärme und Energie, die Speicherung im Fettgewebe ist nur sehr begrenzt möglich. Die Verwendung MCT-haltiger Lebensmittel ermöglicht so eine bessere Kontrolle des Körpergewichts.

Dieses Buch ist für die Ernährungspraxis geschrieben und soll Ihnen helfen, sich in der Welt der Fette besser zurechtzufinden. Nutzen Sie die neuen Erkenntnisse zum Vorteil Ihrer Gesundheit.

Prof. Dr. Walter Feldheim
Institut für Humanernährung und Lebensmittelheilkunde
Universität Kiel

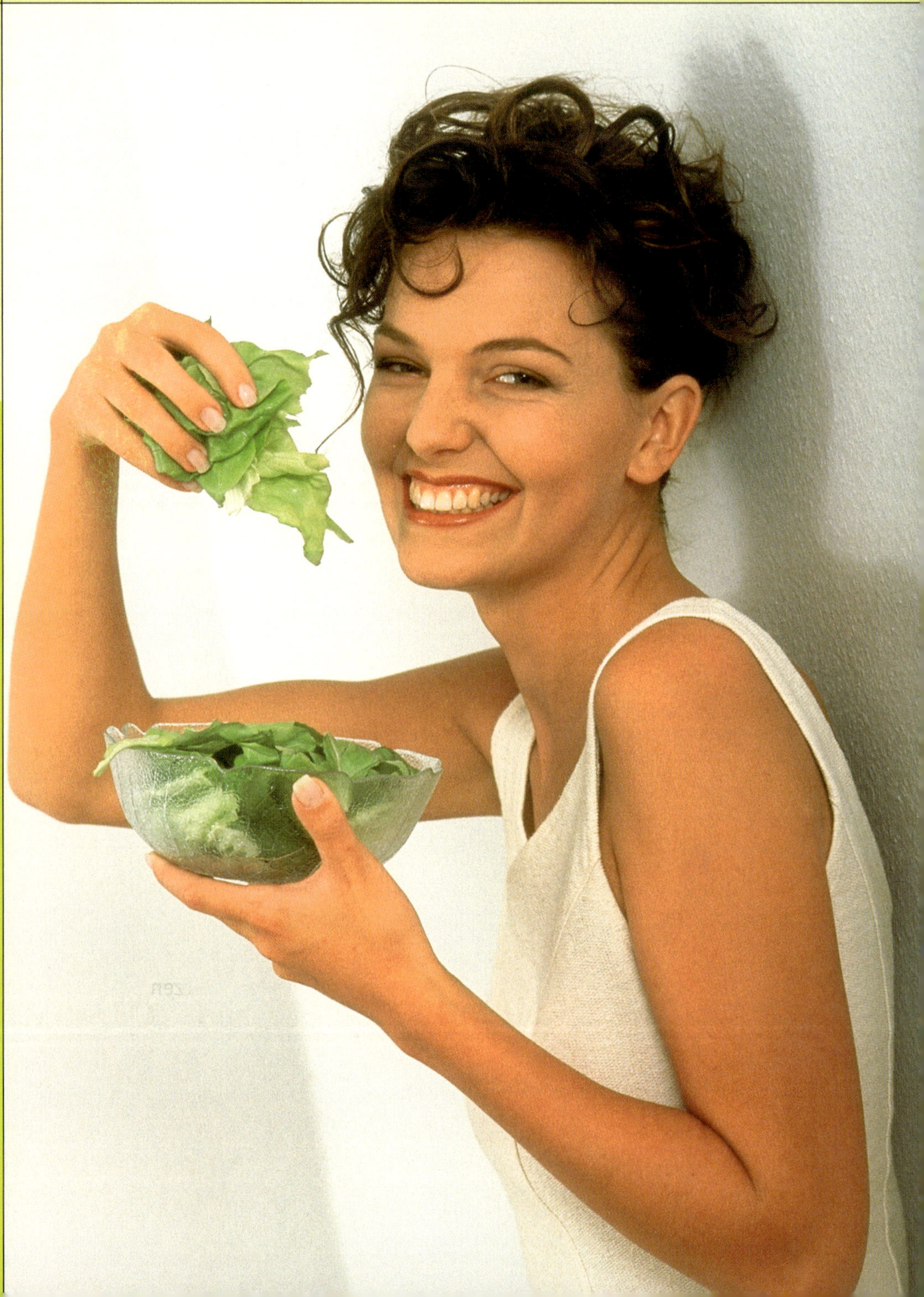

MCT-Fette – eine kleine Sensation

MCT-Fette, die Sie in jedem Reformhaus erhalten, lassen viele von uns tatsächlich staunen. Sie führen nicht zu Übergewicht, vermeiden den Jo-Jo-Effekt und erhöhen sogar unseren Energiebedarf. Lesen Sie in diesem Kapitel alles Wissenswerte zu den Themen MCT-Fette, Übergewicht und seine Folgen und was man gegen zu viele Pfunde tun kann.

MCT – das Fett, das nicht dick macht

Normalerweise macht der Verzehr von Fett fett. Eine sensationelle Studie der Medizinischen Fakultät der Universität Prag, an der auch die Autoren dieses Buches beratend beteiligt waren, hat nun aber gezeigt, dass diese alte Regel nicht immer gilt. Es gibt vielmehr spezielle Fette, die nicht dick machen, selbst wenn sie dem Körper zusätzlich zur normalen Nahrung zugeführt werden. Gleichzeitig erhöhen diese Fette den Energiebedarf. Diese »Wunderfette« sind die so genannten MCT-Fette.

Was sind MCT-Fette?

MCT-Fette sind mittelkettige Triglyzeride (middle-/mediumchain triglycerides = MCT), die schon seit fast vier Jahrzehnten ihren Einsatz in der Diätetik beispielsweise bei Fettverwertungsstörungen finden. Reine MCT-Fette werden durch ein spezielles Verfahren aus Kokosnuss- und Palmkernöl gewonnen. Ihre Fettsäuren weisen eine Länge von sechs bis zwölf Kohlenstoffatomen auf. MCT-Fette kommen in der üblichen Ernährung nicht in größeren Mengen vor. Normale Nahrungsfette wie Butter, Margarine und pflanzliche Öle enthalten fast ausschließlich langkettige Triglyzeride (long chain triglycerides = LCT-Fette) mit 14, 16 und mehr Kohlenstoffatomen. Die Verdauung und Absorption von Fetten hängt entscheidend von der Kettenlänge der darin vorkommenden Fettsäuren ab. Die Moleküle der mittelkettigen Fettsäuren sind kleiner und besser wasserlöslich. Diese Unterschiede spielen bei der Fettresorption eine herausragende Rolle, weil mittelkettige Fettsäuren nicht nur anders, sondern auch erheblich einfacher und rascher resorbiert werden. Dieser Effekt hilft Menschen, die unter Fettverdauungsstörungen leiden.

MCT-Fette stehen aufgrund des besonderen Resorptionsverhaltens sofort in der Leber für den oxidativen Abbau zur Verfügung und werden auch direkt in die Muskelzellen zur Verbrennung eingeschleust.

So werden MCT-Fette hergestellt

Ursprünglich waren die MCT-Fette als Nebenprodukt bei der Herstellung langkettiger Fettsäuren angefallen, heute werden sie aber für den diätetischen Lebensmittelbereich ganz gezielt hergestellt.

In der Natur kommen MCT-Fette nur vereinzelt vor, z. B. in Kokosfett, Palmkernöl und in geringen Mengen auch in Butter. Sie werden daher als Spezialspeisefette (Triacylglyzeride) durch ein spezielles Verfahren aus Kokosfett und Palmkernöl gewonnen. Dies geschieht im industriellen Maßstab durch Kokosfetthydrolyse und Fraktionierung der mittelkettigen gesättigten Fettsäuren Capron-, Capryl-, Caprin- und Laurinsäure. Anschließend werden die MCT-Fette mit Glyzerin verestert und zu Spezialprodukten weiterverarbeitet.

So wirken MCT-Fette

Da der Schmelzpunkt der MCT-Fette niedrig ist, sind sie bei Zimmertemperatur flüssig.

Nahrungsfette bestehen aus Fettmolekülen, deren Bausteine sich aus Glyzerin und Fettsäuren zusammensetzen. Diese können kurz-, mittel- und langkettig sein. Fettmoleküle mit langkettigen Fettsäuren werden nach der Magenpassage im Darm mit Hilfe von Gallensäure aus der Leber und Enzymen (Lipasen) aus dem Verdauungssaft der Bauchspeicheldrüse in Glyzerin und Fettsäuren aufgespalten und dann von den Schleimhautzellen der Darmzotten aufgesaugt. Dort werden Glyzerin und Fettsäuren wieder zu Fettmolekülen zusammengesetzt und über die Lymphgefäße in das Blut übernommen und zur Leber transportiert.

Fettmoleküle mit mittelkettigen Fettsäuren benötigen im Gegensatz dazu wesentlich weniger Verdauungsaufwand. Aufgrund ihrer geringeren Molekülgröße und besseren Wasserlöslichkeit können MCT-Fette von den Mucosazellen des Darms auch bei völligem Fehlen von Pankreaslipase und bei Ausbleiben der Gallensäureproduktion problemlos resorbiert werden. Ohne den Umweg über die Lymphgefäße können sie direkt in das Blut übergeben und über die Pfortader zur Leber transportiert werden. MCT-Fettsäuren besitzen daher deutliche Vorteile gegenüber langkettigen Fettsäuren, wenn sie bei Erkrankungen mit schlechter Fettaufnahme und schlechter Fettverdauung als Nahrungsfette eingesetzt werden.

MCT-Fette verursachen keine Erhöhung der Blutfette. Es kommt unter MCT-Fetten zur Verminderung der Cholesterinsynthese, zur Senkung des Bedarfs an essenziellen Fettsäuren und zur Reduktion der freien Fettsäuren im Plasma.

Bisherige Einsatzgebiete von MCT-Fetten

Der Einsatz von mittelkettigen Triglyzeriden in der Ernährungsmedizin und der Diätetik reicht bis in die Mitte der sechziger Jahre des vergangenen Jahrhunderts zurück. MCT-Fette sind also seit über 35 Jahren bekannt und auch für einen dauerhaften Gebrauch geeignet. Selbst Kinder und Jugendliche dürfen MCT-Fette zu sich nehmen. Aus ernährungsmedizinischer Sicht ist eine MCT-Kost als Dauerkost tauglich, wenn sie ausreichend essenzielle Fettsäuren und fettlösliche Vitamine enthält. Mittelkettige Triglyzeride sind nur dann nicht empfehlenswert, wenn eine Ketoacidosegefahr bei entgleistem Diabetes mellitus, eine dekompensierte Leberzirrhose oder eine chronische Niereninsuffizienz mit renaler Azidose bestehen.

Unter dem Einsatz von MCT-Fetten sinkt auch der Triglyzeridspiegel. Oftmals empfehlen Mediziner MCT-Fette bei bestimmten Formen von Stoffwechselstörungen. Bisherige Indikationen für die Verwendung von MCT- anstelle von LCT-Fetten sind:

- Malassimilation (beispielsweise Zustand nach totaler, partieller Gastrektomie, Dünndarmteilresektion mit Kurzdarmsyndrom)
- verminderte Gallensekretion (Cholestase, primär biliäre Leberzirrhose, Zustand nach Cholezystektomie)
- chologene Diarrhoe/Steatorrhoe (Stuhlfettausscheidung > 15g/d)
- Blindloop-Syndrom

- totale oder partielle Pankreatektomie
- chronische Pankreatitis mit exokriner Pankreasinsuffizienz
- Strahlenenteritis im Bereich des Dünndarms
- intestinale Lymphangiektasie bei Abflussbehinderung langkettiger Fettsäuren über die Lymphbahnen
- Morbus Whipple
- chronisch entzündliche Darmerkrankungen im akuten Entzündungsschub
- Chylothorax
- Chyurie
- Hyperchylomikronämie (HLP Typ 1)
- Alpha-Beta-Lipoproteinämien (HLP Typ V)
- Zöliakie und Sprue
- Mukoviszidose, exsudative Enteropathie
- HIV-Infektion (insbesondere Stadium AIDS)
- enterale und parenterale Ernährung

Achtung: Reine MCT-Fette liefern keine essenziellen Fettsäuren. Greifen Sie daher auf Produkte (aus dem Reformhaus) zurück, die eine optimale Zusammensetzung aufweisen.

Den Körper langsam an MCT-Fette gewöhnen

Da sich MCT-Fette bei der Verdauung und Resorption völlig anders verhalten als normale Nahrungsfette, muss sich der Organismus zunächst an die Aufnahme und Verwertung dieser Fette gewöhnen. Dies geschieht nicht spontan, weshalb eine Umstellung auf den Verzehr von MCT-Fetten zunächst in geringen Mengen bei langsam steigenden Dosierungen erfolgen sollte.

MCT-Fette müssen also langsam gegen langkettige ausgetauscht werden, da sonst unangenehme Nebenwirkungen wie Bauch- und Kopfschmerzen sowie Übelkeit, Erbrechen und Durchfälle auftreten können. Zu Beginn sollten maximal 20 g MCT-Fette pro Tag verzehrt werden. Die Menge sollte dann um jeweils 10 g auf insgesamt 50 bis 60 g pro Tag erhöht werden.

Übergewicht abbauen und vermeiden – ein neues Einsatzgebiet für MCT-Fette

An der Karls-Universität Prag wurde eine achtwöchige Studie über die Wirkungen von MCT-Fetten durchgeführt. Ein Team von deutschen und tschechischen Wissenschaftlern sowie Institutionen wie das D.I.E.T. und der VFED begleiteten diese Untersuchung durch sachdienliche Diskussionen. Die Studie (zweimal vier Wochen, Cross-over, blind), an der 35 weibliche Probanden teilnahmen, ergab, dass beim Verzehr MCT-haltiger Lebensmittel im Vergleich zu LCT-haltigen mehr Kalorien zugeführt werden konnten, ohne dass es zu Gewichtssteigerungen kam. In der Studie zeigte sich zudem überraschenderweise, dass beim Austausch von LCT-Fetten durch MCT-Fette der Energiebedarf steigt. Der renommierte deutsche Wissenschaftler Professor Dr. rer. nat. Walter Feldheim (siehe Geleitwort) von der Universität Kiel, der die Studie konzipiert hat und den Prager Wissenschaftlern beratend zur Seite stand, führt diesen Effekt insbesondere auf eine MCT-bedingte Steigerung der Thermogenese, also dem Energieverbrauch durch Wärmeproduktion, zurück.

MCT-Fette haben einen niedrigeren Brennwert als »normale« Nahrungsfette. Ihr Energiegehalt liegt rund zehn Prozent unterhalb des der LCT-Fette. Sie helfen nicht nur aus diesem Grund schlank zu bleiben und Übergewicht vorzubeugen!

Gewichtsreduktion durch MCT-Fette

MCT-Fette können bei Übergewichtigen zu einer Gewichtsreduktion führen. Das wird vor allem dann erreicht, wenn eine Reduktionskost mit beispielsweise 1200 bis 1800 Kilokalorien durchgeführt wird. Diese Reduktionskost sollte kohlenhydrat- und ballaststoffreich sein, und die zugeführte Fettmenge sollte insbesondere aus MCT-Fetten stammen, um den Thermogeneseeffekt ausnutzen zu können. In der Regel ist eine Reduktionskost fettarm, da Fette sehr energiedicht sind. In der Wissenschaft ist bekannt, dass MCT-Fette aufgrund ihrer

Struktur weniger Energie liefern als herkömmliche Nahrungsfette. Der Energiegehalt liegt rund zehn Prozent niedriger als bei LCT-Fetten. Im Rahmen einer Reduktionskost mit MCT-Fetten lässt sich auch dieser Effekt nutzen.

Die Prager Studie zeigte, dass beim Austausch von normalen LCT-Fetten in der täglichen Ernährung durch MCT-Fette innerhalb von 28 Tagen ein Fastenbonus von zwei bis drei Tagen erzielt werden kann. Dieser Effekt hat die gleiche Wirkung, als hätte man an diesen Tagen gar keine Energie (Kalorien) zu sich genommen. Bei den MCT-Probanden war der Energiebedarf außerdem um täglich durchschnittlich 100 Kilokalorien gesteigert (hochgerechnet sind das 36 500 Kilokalorien pro Jahr!).

Energiegehalt von MCT- und LCT-Fetten:
MCT (C_6–C_8):
8,3 kcal/g
LCT (C_{16}–C_{18}):
9,2 kcal/g

Es gibt aber noch viele weitere Vorteile, die den Einsatz von MCT-Fetten bei der Bekämpfung von Übergewicht und Adipositas sinnvoll machen. Werden MCT-Fette zusammen mit Kohlenhydraten verzehrt, erfolgt eine raschere Oxidation der Kohlenhydrate. Der durch die »normale« Nahrungsaufnahme gesteigerte Energieumsatz (postprandiale Thermogenese) beträgt bei einer Mischkost rund 8 bis 15 Pro-

Schlank bleiben mit MCT-Fetten

Sie können, wenn Sie dauerhaft schlank bleiben möchten, herkömmliche Butter, Margarine und Salatöl durch MCT-Margarine und MCT-Öl ganz oder teilweise austauschen. So erhöhen Sie Ihren Energiebedarf leicht und nutzen gleichzeitig den Effekt, dass MCT-Fette rund zehn Prozent weniger Kalorien enthalten als herkömmliche Fette. Wenn Sie bereits abgenommen haben, helfen Ihnen MCT-Fette Ihr erniedrigtes Gewicht zu halten, denn MCT-Fette können dem gefürchteten Jo-Jo-Effekt wirksam vorbeugen, insbesondere dann, wenn Sie sich zusätzlich jeden Tag 15 bis 20 Minuten sportlich betätigen.

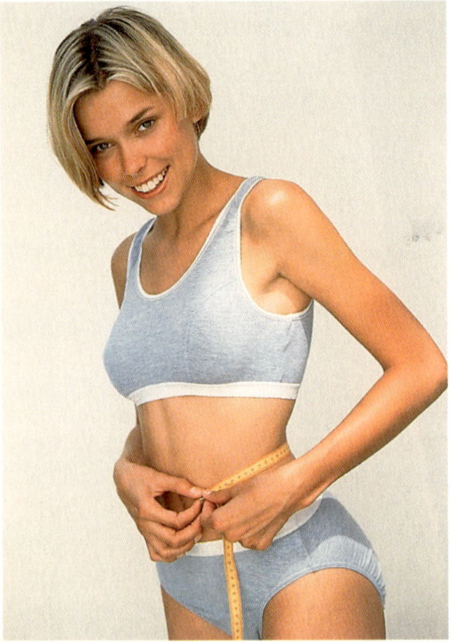

Dauerhaft schlank ohne Diät und Jo-Jo-Effekt – MCT-Fette machen es möglich.

zent, davon entsprechen zwei bis vier Prozent der mit Fett aufgenommenen Energiemenge. Verzehrte MCT-Fette tragen hingegen bis zu sieben Prozent zur postprandialen Thermogenese bei. Außerdem beeinflussen sie nicht die Insulinsekretion; der Verzehr von MCT-Fetten führt zu keinem reaktiven Hyperinsulinismus (überhöhte Ausschüttung von Insulin), der Hunger auslöst.

Der Abtransport der MCT-Fette direkt über die Pfortader zur Leber (siehe Seite 9f.) und die damit verbundene raschere Oxidation dieser Fette sind ernährungsphysiologische Wirkungen, die einen Einsatz von MCT-Fetten in der Adipositasprophylaxe und -therapie rechtfertigen. Untersuchungen haben gezeigt, dass bei adipösen Personen die Oxidation von langkettigen Fetten im Vergleich zu normalgewichtigen Kontrollpersonen deutlich herabgesetzt ist, während dieser Oxidationsunterschied bei der Gabe von MCT-Fetten bei den beiden beschriebenen Gruppen nicht nachweisbar ist. Adipöse Personen scheinen also einen Defekt in der Oxidation von mit der Nahrung aufgenommenen langkettigen Fetten zu haben, was zu Übergewicht führt. Daher profitieren Übergewichtige besonders von MCT-Fetten.

MCT-Fette schützen vor dem Jo-Jo-Effekt

Ein mäßiger Verzehr des richtigen Fettes eröffnet eine bisher unbekannte Möglichkeit, das Körpergewicht positiv zu beeinflussen. Besonders hervorzuheben ist, dass beim Verzehr von MCT-Fetten während der Gewichtsreduktion der Ruheumsatz nicht absinkt. Dieses Konstanthalten des Ruheumsatzes führt zum Ausbleiben des gefürchteten Jo-Jo-Effekts. Dr. med. Vojtech Hainer von der Vierten Inneren Klinik der Medizinischen Fakultät der Karls-Universität in Prag untersuchte die Wirkung einer MCT-Zufuhr eingebunden in eine strenge Reduktionsdiät mit täglich 380 Kilokalorien (very low calory diet) und stellte fest, dass der Ruheumsatz (= Grundumsatz) trotz zusätzlicher Energiezufuhr von 130 Kilokalorien durch ein MCT-Öl im Vergleich zur Kontrollgruppe ohne MCT-Öl-Einnahme nicht absank. Daraus ergibt sich, dass MCT-Fette vor dem Jo-Jo-Effekt schützen können. Die folgende Tabelle soll Ihnen das Ergebnis der Untersuchung vor Augen führen.

Untersuchung an 60 übergewichtigen Patienten

Behandlung: stationär; Dauer: 4 Wochen; Reduktionskost: 382 kcal/Tag; ab 3.Woche: Untergruppe (n = 11) mit MCT-Zulage (15 ml)

	Hauptgruppe *Reduktionskost*	***Untergruppe*** *Reduktionskost + MCT-Öl*
Alter (J.)	*40.5 ± 1.4*	*46.3 ± 2.3*
Gewicht (kg)	*110 ± 3.4*	*121 ± 6.3*
BMI	*39.4 ± 1.1*	*41.9 ± 1.8*
Grundumsatz (kJ/kg)	*71.2 ± 2.3*	*71.0 ± 3.6*
Ergebnisse:		
Gewichtsabnahme (kg)	*-10.6 ± 0.5*	*-10.3 ± 1.1 n.s.*
BMI–Abnahme	*-3.4 ± 0.2*	*-3.6 ± 0.3*
Ruheumsatz (kJ/min)		
zu Beginn	*5.45 ± 0.18*	*5.97 ± 0.30 n.s.*
am Ende	*4.44 ± 0.22*	*5.24 ± 0.58 $p<0.05$*

Fazit: Die Zulage von 15 ml MCT-Öl führt dazu, dass der Ruheumsatz nicht sinkt. Dadurch bleibt der Jo-Jo-Effekt weitgehend aus.

Volkskrankheit Übergewicht

»Dicke sterben früher als Dünne!« Diese Aussage, die im 4. Jahrhundert v. Chr. im Corpus Hippocraticum niedergeschrieben wurde, trifft heute unverändert zu. Trotz dieser Erkenntnis werden die Deutschen immer übergewichtiger. Rund 65 Prozent der Männer, etwa 50 Prozent der Frauen und rund 20 Prozent der Kinder und Jugendlichen sind übergewichtig bzw. adipös.

Die Kosten, die aus der Adipositas und deren Begleit- und Folgekrankheiten entstehen, wurden in Deutschland bereits 1999 auf über 18 Milliarden Euro geschätzt.

Die Weltgesundheitsorganisation (WHO) definiert Adipositas als eine chronische Krankheit mit schweren Begleit- und Folgeerkrankungen. Die gesundheitlichen Schäden durch Übergewicht sind vielfältig und können fast jedes Organ des Körpers betreffen (siehe Seite 22f.). Natürlich wird nicht jede übergewichtige Person unter all diesen Folgen zu leiden haben. Doch die Häufigkeit dieser Erkrankungen steigt proportional zu einem erhöhten BMI-Wert an. Die meisten Veränderungen können jedoch gelindert oder sogar geheilt werden, wenn man das Gewicht reduziert.

Der BMI als Gradmesser des Übergewichts

Um das Übergewicht und die Adipositas klassifizieren zu können, wird der Quotient aus dem Körpergewicht und dem Quadrat der Körperlänge, der so genannte Body-Mass-Index (BMI), berechnet:

$$\text{BMI} = \frac{\text{Körpergewicht in kg}}{(\text{Körpergröße in m})^2}$$

Der Normalbereich liegt zwischen BMI 18,5 bis 24,9. Nach der Definition der WHO gilt als übergewichtig, wer einen BMI zwischen 25 und 29,9 hat. Von Adipositas spricht man ab einem BMI von über 30.

Mit dem Alter nimmt der Anteil des Fettes am Körpergewicht ganz natürlich zu. Daher ist bei älteren Menschen auch ein höherer BMI zu erwarten. Zur Beurteilung des Körpergewichts wird deshalb neben dem BMI auch das Alter berücksichtigt.

Der altersbezogene BMI

Wünschenswerter BMI nach National Research Council, USA 1989

Alter	*Wünschenswerter BMI*
19–24 Jahre	*19–24*
25–34 Jahre	*20–25*
35–44 Jahre	*21–26*
45–54 Jahre	*22–27*
55–64 Jahre	*23–28*
>64 Jahre	*24–29*

Die Berechnung des BMI ist eine einfache und schnelle Methode, um das eigene Gewicht ohne große Hilfsmittel beurteilen zu können. Daneben gibt es noch weitere genauere Verfahren, den Anteil an Körperfett zu bestimmen. Diese sind aber viel aufwändiger und daher nur in Ausnahmefällen sinnvoll.

Ein Beispiel eines solchen Verfahrens ist die Bioelektrische Impedanzanalyse (= BIA). Hierbei wird über angelegte Hautelektroden ein schwacher Wechselstrom durch den Körper geschickt. Dabei macht man sich zunutze, dass die verschiedenen Körpergewebe wie Knochen, Fett und Muskeln dem Strom unterschiedlichen Widerstand bieten. Aus den gemessenen Widerständen lässt sich über bestimmte Formeln und unter Einbeziehung weiterer Größen annähernd die Körperfettmenge bestimmen. Dieses Verfahren ist ohne Nebenwirkungen, der verwendete Strom ist nicht spürbar und ungefährlich.

Verteilung des Körperfetts

Nicht nur die Gesamtmenge an Fett ist für die Gefährdung Ihrer Gesundheit entscheidend, sondern auch dessen Verteilung am oder im Körper. Ein dicker Bauch ist weit gefährlicher als die Fettpölsterchen an Po und Oberschenkeln. Auskunft über die Verteilung des Körperfettes gibt der Taillenumfang sowie der so genannte Waist-to-hip-ratio (WHR), der Quotient aus Taillen- und Hüftumfang.

$$\text{WHR} = \frac{\text{Taillenumfang in cm}}{\text{Hüftumfang in cm}}$$

Der Apfeltyp kommt besonders häufig bei Männern vor. Frauen neigen eher zum Birnentyp.

Ein erhöhtes Risiko ist gegeben, wenn der Taillenumfang bei Männern mehr als 94 cm und bei Frauen mehr als 80 cm beträgt oder der Quotient aus Taillen- und Hüftumfang bei Frauen größer als 0,85 bzw. größer als 1,0 bei Männern ist. Sind diese Werte erhöht, spricht das für das Vorliegen der bauchbetonten Adipositasform. Eine Fettansammlung im Bauchbereich wird als androide Form oder Apfeltyp bezeichnet. Dieses Fett birgt ein hohes Gesundheitsrisiko, z. B. für die Entwicklung eines Diabetes mellitus und koronarer Herzerkrankungen. Dem gegenüber steht die gynoide Fettverteilung, die auch Birnentyp genannt wird. Hierbei befindet sich das Fett vor allem an Po und Oberschenkeln. Bei dieser Form ist das Gesundheitsrisiko vergleichsweise gering.

Bei nur mäßigem Übergewicht (bis zu einem BMI von 29,9) spielt die Fettverteilung eine besonders wichtige Rolle. Leichtes Übergewicht ist beim Birnentyp häufig unbedenklich. Beim Apfeltyp dagegen können schon früh gesundheitliche Gefahren auftreten. Je stärker der BMI steigt, umso weniger fällt die Fettverteilung ins Gewicht, da dann die Gesundheitsrisiken insgesamt zunehmen.

Ursachen für Übergewicht

Anders als landläufig häufig angenommen ist es nicht einfach so, dass Dicke mehr essen als Dünne. Übergewicht hat viele Ursachen. Einige davon werden im Folgenden erläutert. Meist ist es ein Zusammenspiel mehrerer Faktoren. Generell kann Übergewicht jedoch nur entstehen, wenn wir mehr Kalorien aufnehmen, als wir verbrauchen. An mehreren Stellen können ererbte Veranlagungen oder Gewohnheiten große Einflüsse auf den Energiehaushalt ausüben. Schon geringe Unterschiede können auf Dauer große Differenzen im Gewicht verursachen. MCT-Fette können die Unterschiede zumindest teilweise ausgleichen.

Die Veranlagung und das Körpergewicht

Die Vererbung spielt eine wichtige Rolle bei Übergewicht. Vor allem das Fettverteilungsmuster (siehe Seite 18) und der Energieverbrauch werden durch die Erbanlagen beeinflusst.

MCT-Fette erhöhen die Thermogenese und damit den Energieverbrauch.

Der Energieverbrauch

Der gesamte Energieverbrauch eines Menschen setzt sich zusammen aus dem Grundumsatz, der Thermogenese und dem aktivitätsabhängigen Verbrauch.

Der Grundumsatz ist die Energie, die der Körper in völliger Ruhe verbraucht. Diese Energie wird benötigt, um unsere lebenswichtigen Körperfunktionen wie Herzschlag, Atmungstätigkeit, Gehirnfunktion und alle weiteren Organtätigkeiten aufrecht zu erhalten. Der Grundumsatz macht den größten Teil, nämlich 50 bis 70 Prozent, des gesamten Energieverbrauchs aus.

Die Thermogenese ist die Wärmebildung des Körpers. Diese hängt zum großen Teil von der Umgebungstemperatur ab, da der Körper ja immer etwa die gleiche Temperatur halten muss. Thermogenese wird

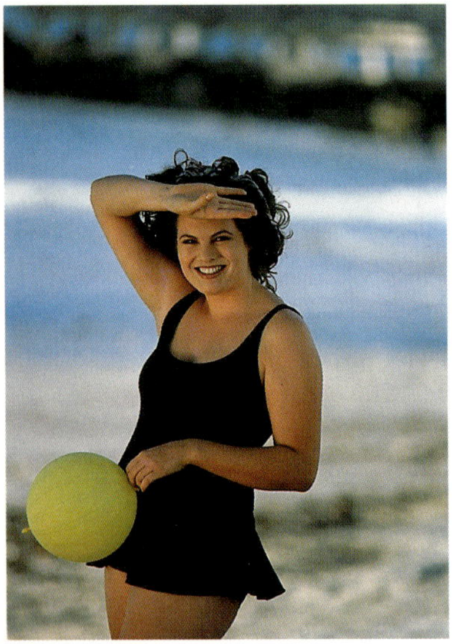

Es ist nicht so, dass Übergewichtige einfach mehr essen als Dünne – Übergewicht hat viele Ursachen.

aber auch durch unsere Nahrung beeinflusst. Jeder Umsetzungsprozess, der im Körper abläuft, benötigt Energie, die zu einem gewissen Teil als Wärme abgegeben wird. Das heißt, wir nehmen Nahrung auf, die im Magen und Darm »zerlegt« wird, damit sie im Körper verwertet werden kann. Bei dieser Umsetzung wird ein Teil der mit der Nahrung aufgenommenen Energie bereits wieder verbraucht.
Bei Übergewichtigen wird häufig ein niedriger Grundumsatz festgestellt. Auch die nahrungsabhängige Thermogenese kann bei Übergewichtigen vermindert sein. Schlanke Menschen können über diesen Weg überschüssige Energie schnell wieder »loswerden«, während Übergewichtige die Energie einlagern.
Bei Übergewichtigen ist zudem der aktivitätsabhängige Energieverbrauch relativ gering. Ursache dafür ist zu wenig Bewegung in Beruf und Freizeit.

Falsche Ernährung

Viele Übergewichtige ernähren sich meist sehr fettreich. Diese Kost ist extrem energiedicht, das heißt, selbst in einer geringen Nahrungsmenge sind schon viele Kalorien enthalten. Um Fett, das über die Nahrung aufgenommen wird, in die speicherfähige Form zu bringen, muss es kaum verändert und somit vom Körper kaum Energie aufgebracht werden.
Oft hilft es, die Nahrungsmittel zu variieren: Wenn lediglich energiedichte gegen energiearme Lebensmittel ausgetauscht werden, ohne die Menge zu verringern, kann schon eine bedeutende Gewichtsabnahme erzielt werden!

Störungen im Hormonhaushalt

Das Hormon Leptin, das im Fettgewebe des menschlichen Körpers gebildet wird, »unterrichtet« das Gehirn über den Zustand der Fettspeicher. Sind die Depots gut gefüllt, befindet sich viel Leptin im Blut. Der Hunger wird daraufhin gedrosselt. Bei Übergewichtigen scheint diese Regulation jedoch gestört zu sein. Das Gehirn registriert die großen Energiespeicher einfach nicht. Wodurch diese Störung genau zustande kommt, ist noch unklar.

Krankheiten und Medikamente

Wird Übergewicht durch eine andere Krankheit hervorgerufen, spricht man von sekundärer Adipositas. Einige Krankheiten, die mit Adipositas einhergehen, sind:

- Hypothyreose: eine Unterfunktion der Schilddrüse, durch die Grundumsatz und Energieverbrauch abnehmen.
- Morbus Cushing: eine erhöhte Kortisolproduktion der Nebennieren. Kortisol fördert die Fettneubildung und bedingt dadurch das Übergewicht.
- Hypothalamischer Symptomkomplex (Morbus Fröhlich): eine Störung im Hypothalamus, dem Zentrum für Hunger und Sättigung, durch Tumoren, Traumen, Aneurysmen oder andere Schädigungen.

Es sollte unbedingt durch einen Arzt abgeklärt werden, ob bei Ihnen eine Krankheit vorliegt, die Ihr Übergewicht (mit) verursacht.

Auch Tabletten können dick machen:

- Antidepressiva erhöhen Appetit und Hunger. Insbesondere Serotonin-Antagonisten erhöhen das Verlangen nach süßen Lebensmitteln.
- Neuroleptika blockieren die Dopaminrezeptoren und bedingen so eine Gewichtszunahme.
- Insulin steigert den Appetit und fördert die Fettneubildung.
- Kortisol stimuliert vor allem die Fettneubildung.
- Östrogene/Kontrazeptiva begünstigen durch eine Hemmung der Fettoxidation die Körperfettvermehrung.

Übergewicht – Gefahr für Leib und Leben

Mit Übergewicht gehen viele Krankheiten einher, die unsere Lebensqualität entscheidend beeinträchtigen können.

Diabetes mellitus

Das Risiko, einen Diabetes mellitus (Typ-2-Diabetes) zu entwickeln, steigt schon bei geringem Übergewicht deutlich an. Jeder dritte Adipöse bekommt Diabetes, und auch die weitere Entwicklung des Diabetes hängt im Wesentlichen vom Körpergewicht des Betroffenen ab. Die wichtigste Behandlungsmaßnahme ist daher eine Gewichtsreduktion, die fast immer zu einer Besserung oder gar Normalisierung der Blutzuckerwerte führt.

Mit dem Gewicht steigt auch der Blutdruck

Das wichtigste Mittel zur Blutdrucksenkung ist der Abbau von Übergewicht: Jedes Kilo weniger bewirkt einen Abfall des Blutdrucks um 1–2 mm Hg!

Ein Bluthochdruck ist die häufigste Begleitkrankheit der Adipositas. Jeder zweite Adipöse hat Bluthochdruck. Hypertonie ist einer der Hauptgründe für das Erleiden von kardiovaskulären Erkrankungen. Über die Hypertonie steht Adipositas auch mit dem Schlaganfall in enger Beziehung, wobei das Fettverteilungsmuster eine wichtige Rolle spielt. Abdominal Adipöse erleiden etwa doppelt so häufig einen Schlaganfall wie peripher Adipöse (besonders häufig beim Apfeltyp; siehe Seite 18).

Übergewicht schädigt Herz und Gefäße

Unter Arterienverkalkung, medizinisch Arteriosklerose genannt, versteht man Veränderungen der Blutgefäßwände durch Ablagerungen von Fett, kleine Verletzungen, Entzündungen etc. Diese führen auf Dauer zu einer Verdickung und Verhärtung der Gefäßwände. Letztendlich kommt es dadurch zu Herz-Kreislauf-Erkrankungen, Durchblutungsstörungen mit dem Endpunkt Herzinfarkt oder Schlaganfall. Bei Adipösen kommt ein Herzinfarkt etwa dreimal häufiger vor als bei Normalgewichtigen. Auch hier ist das Fettverteilungsmuster von großer Bedeutung: Übergewichtige mit viel intraabdominalem Fett erleiden etwa doppelt so häufig einen Herzinfarkt als solche vom Birnentyp. Bei einer Gewichtsabnahme von zehn Prozent kann man das Risiko eines Herzinfarktes um etwa 20 Prozent senken.

Übergewicht – Ursache für viele Übel

Weitere Krankheiten und Einschränkungen, mit denen Übergewichtige häufig zu kämpfen haben:

- Hyperurikämie und Gicht
- Venenleiden und Krampfadern
- Gelenkserkrankungen (z. B. Arthrose)
- Schlaf-Atmungsstörungen (Schlaf-Apnoe-Syndrom)
- Unfruchtbarkeit
- Tendenz zu Risikoschwangerschaften
- erhöhtes Krebsrisiko
- gestörte Wundheilung
- Depressionen

Arthrose tritt bei den meisten Menschen im höheren Lebensalter auf. Durch Übergewicht wird diese Verschleißerscheinung aber deutlich beschleunigt.

Mit steigendem Gewicht sinkt die Lebenserwartung

Durch die vielen Begleiterkrankungen führt Übergewicht auch zu einer Verminderung der Lebenserwartung. Die häufigste Todesursache sind dabei kardiovaskuläre Erkrankungen und Karzinome. Mehrere Studien haben zwar gezeigt, dass die Sterblichkeit bis zu einem BMI von 30 nur geringfügig erhöht ist. Bei einem höheren BMI muss jedoch mit einer deutlichen Verkürzung der Lebenszeit gerechnet werden. Nur 15 Prozent der Menschen mit einem BMI über 30 erreichen die durchschnittliche Lebenserwartung! Sie sehen, es lohnt sich also, etwas gegen Ihr Übergewicht zu unternehmen.

Was tun gegen Übergewicht?

Es gibt eine Vielzahl von Möglichkeiten, aktiv etwas gegen Übergewicht zu tun. Die sinnvollste ist die Nahrungsumstellung auf kalorienreduzierte Mischkost. Die Prager MCT-Studien bieten großartige Möglichkeiten, die Erfolge dieser Kostform auszubauen.

Die energiereduzierte Mischkost wird von der Deutschen Gesellschaft für Ernährung (DGE) e. V., vom Deutschen Institut für Ernährungsmedizin und Diätetik (D.I.E.T.) e. V. und von der Deutschen Adipositas-Gesellschaft (DAG) e. V. bei Übergewicht empfohlen.

Energiereduzierte Mischkost

Zur energiereduzierten Mischkost zählen Diäten, bei denen auf eine ausgewogene Nährstoffverteilung geachtet wird. Charakteristisch ist dabei eine mäßig verringerte Energiezufuhr (1200–1800 kcal/Tag) hauptsächlich durch Beschränkung der Fettaufnahme (und entsprechende Erhöhung der Kohlenhydratzufuhr). Die energiereduzierte Mischkost ermöglicht Gewichtsverluste von ein bis zwei Pfund pro Woche, ohne dabei zu hungern. Der relativ mäßige Gewichtsverlust ist Voraussetzung für eine langfristige Gewichtsabnahme – der Jo-Jo-Effekt wird verhindert. Durch den vernünftigen Umgang mit Lebensmitteln ist zudem ein Lerneffekt möglich – eine weitere Bedingung für den dauerhaften Erfolg. Zudem sind bei langfristiger Durchführung keine Mangelerscheinungen zu erwarten.

Reduzieren Sie die Kalorienzufuhr!

Lebensmittel bestehen zum einen aus den energiehaltigen Nährstoffen, zu denen Kohlenhydrate, Eiweiße (= Proteine) und Fette zählen. Zum anderen enthalten die Nahrungsmittel lebensnotwendige energiefreie Wirkstoffe. Dazu gehören Vitamine, Mineralstoffe, Ballaststoffe, sekundäre Pflanzenstoffe, Geschmacks- und Aromastoffe und Wasser. Für die Regulation des Körpergewichts ist es wichtig, energiereiche Nahrungsbestandteile gegen energiearme auszutauschen.

Weniger Fett ist mehr

Da Fett besonders energiereich ist, ist es natürlich sinnvoll, weitgehend auf fettreiche Lebensmittel und Zubereitungsarten zu verzichten. Es geht aber nicht nur um die Butter auf dem Brot, das Fett zum Anbraten, den Fettrand am Schinken und die Sahne auf dem Kuchen. Es sind vielmehr die versteckten Fette, in Wurstwaren, Gebäck (z. B. Croissants) und Käse, die für überflüssige Pfunde verantwortlich sind. Haben Sie das erkannt, ist es nicht so schwer, daran zu sparen:

- Bevorzugen Sie fettarme Fleischsorten (Geflügelprodukte, mageren rohen oder gekochten Schinken, Corned Beef, MCT-Aufstriche).
- Schneiden Sie sichtbares Fett weg.
- Bevorzugen Sie fettarmen Käse (z. B. Lightdammer, Schlanke Anke, Harzer Käse, fettreduzierter Frischkäse, MCT-Käse).
- Verwenden Sie teilentrahmte Milchprodukte (Milch, Joghurt, Quark).
- Nutzen Sie fettarme und gleichzeitig nährstoffschonende Garmethoden (Dünsten im Dampfkochtopf oder mit einem Dünsteinsatz, Garen in Alufolie, Mikrowelle oder Tontopf, Grillen, Braten in der Teflonpfanne).
- Beim Binden von Saucen bringt mitgegartes und zum Schluss püriertes Gemüse oder eine zerdrückte Kartoffel Sämigkeit, Geschmack ohne Fett. Das ist besser als Sahne oder Mehlbutter und schmeckt ausgezeichnet.
- Ersetzen Sie Butter, Margarine und Salatöl durch MCT-Produkte aus dem Reformhaus.

So viel liefert jeweils 1 Gramm Nährstoff:
Kohlenhydrate: 4 kcal
Eiweiß: 4 kcal
Fett (LCT): 9,3 kcal
Fett (MCT): 8,3 kcal

Dennoch sollten Sie nie ganz auf Fett verzichten, denn der Körper hat einen Bedarf an den so genannten essenziellen – also lebensnotwendigen – Fettsäuren. Wenn Sie normales Fett gegen MCT-Produkte ersetzen, müssen Sie darauf achten, dass Sie hinreichend mit essenziellen Fettsäuren versorgt werden. Diese sind in ausreichender Menge beispielweise in den MCT-Produkten der Firma basis enthalten.

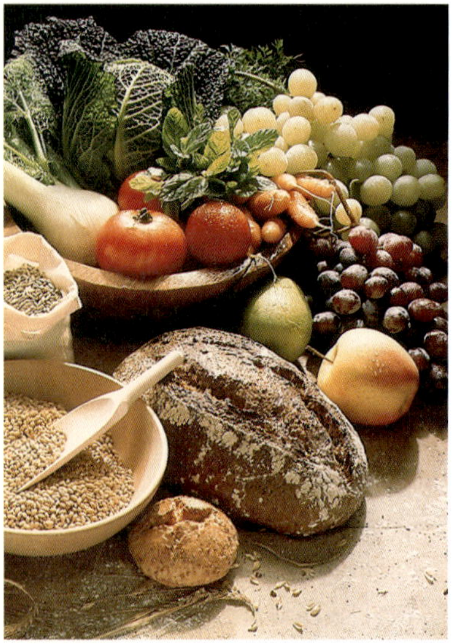

Kohlenhydrate aus Obst, Gemüse und Vollkorn sind gesund und machen schlank.

Komplexe Kohlenhydrate sind kalorienarm und machen satt

Als zweiten Schritt sollten Sie den Anteil an komplexen Kohlenhydraten in Ihrer Nahrung erhöhen. Nach den Empfehlungen der Deutschen Gesellschaft für Ernährung e. V. sollten 50 bis 55 Prozent der Energie in Form von Kohlenhydraten aus Gemüse, Obst und Getreide aufgenommen werden. Bei den meisten Deutschen, besonders aber bei den Übergewichtigen, fällt dieser Anteil zu gering aus, dafür ist allerdings der Fettanteil zu hoch. Komplexe Kohlenhydrate bilden die Basis unserer Nahrung und sind Lieferanten wertvoller Stoffe wie Vitamine und Mineralien (Mengen- und Spurenelemente).

Einfache Kohlenhydrate wie Zucker, aber auch Weißmehlprodukte sollten Sie sich sparen. Sie sind energiereich und lassen den Blutzuckerspiegel sehr rasch ansteigen und wieder abfallen, was zu Heißhungerattacken führen kann.

Wer viel Obst, Gemüse und Vollkornprodukte zu sich nimmt, führt seinem Körper automatisch Ballaststoffe zu. Ballaststoffe werden vom Körper nicht verdaut, sondern werden, ohne dem Körper Kalorien zu liefern, unverdaut wieder ausgeschieden. Ballaststoffe füllen Magen und Darm, sorgen so für eine angenehme Sättigung und bringen die Verdauung in Schwung. Wichtig ist dabei, dass Sie reichlich energiefreie Flüssigkeit (Wasser, ungesüßten Tee) zu sich nehmen.

Nachfolgend erfahren Sie, wie Sie den Anteil an komplexen Kohlenhydraten und Ballaststoffen in Ihrer Nahrung erhöhen können:

- Brot, Reis, Nudeln, Kartoffeln und Getreide sollten nicht Beilage, sondern Hauptbestandteil einer Mahlzeit sein.
- Schneiden Sie Brot dick und seien Sie sparsam mit dem Belag.

- Essen Sie zum Frühstück Müsli mit Obst und Milchprodukten.
- Als Zwischenmahlzeit eignet sich frisches Obst.
- Ersetzen Sie Zucker durch Süßstoff.
- Vermeiden Sie süße Getränke wie Limonaden oder Cola.
- Wechseln Sie beim Einkaufen zu den niedrig ausgemahlenen Mehlen (hohe Typenzahlen).
- Essen Sie Vollkornbrot statt Weißbrot.
- Naturreis, Vollkornnudeln, Pellkartoffeln, Hülsenfrüchte und Müslis sind hervorragende Ballaststofflieferanten.

Vergessen Sie Aussagen wie: »Kartoffeln und Nudeln machen dick.« Das ist falsch! Nicht die Kartoffeln oder die Nudeln machen dick, sondern die dazu verzehrten Saucen.

Reichlich trinken ist wichtig

Während der Gewichtsreduktion müssen Sie mindestens 2,5 besser 3 Liter trinken. Um eine Kalorienbelastung auszuschließen, können Sie Mineralwasser und süßstoffgesüßte Lightgetränke unbegrenzt trinken. Aber auch Kaffee und Schwarztee sind wie Kräuter- und Früchtetee geeignet. Übrigens: Kaffee erhöht die Thermogenese und verbraucht damit zusätzlich Energie. Es bietet sich also an, dreimal täglich – zu den Hauptmahlzeiten – eine starke Tasse Kaffee zu trinken. Beachten Sie aber, dass mehr als ein halber Liter Kaffee am Tag ungesund ist.

Achten Sie auf eine ausreichende Eiweißversorgung

Um den Eiweißbedarf zu decken, sollte man täglich mindestens 0,6 Gramm Eiweiß pro Kilogramm Körpergewicht zu sich nehmen. Um sich beim Abnehmen vor dem Abbau von Körpereiweiß, insbesondere in der Muskulatur, zu schützen, muss die Kost daher relativ eiweißreich sein. Ein angenehmer Nebeneffekt ist, dass nach der Aufnahme von Eiweiß die nahrungsinduzierte Thermogenese besonders hoch ist. Das heißt, dass große Mengen Energie verbraucht werden, wenn Eiweiß aufgenommen wird. Normalerweise macht die nahrungsinduzierte Thermogenese zehn Prozent aus, bei Eiweiß aber sind es 25 Prozent.

Richtig abnehmen will geplant sein

Bevor Sie mit dem Abnehmen beginnen, sollten Sie sich klar machen, welches Ziel Sie erreichen wollen. Meist haben Übergewichtige eine unrealistische Vorstellung davon, welche Erfolge zu erzielen sind. Sie müssen sich frei machen von den Versprechungen der Werbung und dem Schlankheitsideal, das heutzutage die Medien beherrscht. Denn dieses »Ideal« ist längst nicht mehr gesund, sondern bewegt sich schon im Bereich des Untergewichts, nämlich bei einem BMI von 16 bis 18! Das ist sicher nicht als wünschenswert zu betrachten.

Also: Fassen Sie als erstes ein klares, umsetzbares Ziel. Erstrebenswert ist natürlich eine langfristige, möglichst dauerhafte Änderung zu einer gesunden Ernährungs- und aktiven Lebensweise. Befreien Sie sich von der Vorstellung einer Gewichtsreduktion um fünf Kilo pro Woche und einem anschließend stabilen Gewicht! Eine langsame Gewichtsabnahme ist dagegen empfehlenswert, rechnen Sie mit bis zu 1 kg pro Woche. So kann sich der Körper an die Umstellung gewöhnen und wird nicht so sehr unter Stress gesetzt. Haben Sie Geduld – wie bereits mehrmals erwähnt ist jedes Kilo weniger eine Erleichterung für Sie und Ihren Körper!

Setzen Sie sich beim Abnehmen nicht selbst unter Druck, denn das sorgt schnell für Frust und schlechte Laune.

Mit den folgenden Tipps wird Ihnen das Abnehmen viel leichter fallen:

- Nehmen Sie sich nicht zu viel auf einmal vor, sondern setzen Sie sich Etappenziele!
- Beachten Sie weniger die Waage, sondern ganz individuelle Veränderungen: Passt Ihnen eine Hose besser, oder haben Sie weniger Atemnot? Weiter so!
- Und betrachten Sie, wie viel Sie absolut abgenommen haben. Lassen Sie das verbleibende Körpergewicht erst mal außer Acht. Sie können auch Vergleiche ziehen zu Diäten, die Sie schon vorher ausprobiert haben: Das kann anspornen und motivieren!

Sport – bewegen Sie sich regelmäßig!

Last but not least müssen Sie Ihr Bewegungspensum steigern. Bewegung unterstützt das Herz-Kreislauf-System, verbessert das Immunsystem, verbrennt Kalorien, macht zufrieden und ausgeglichen. Durch sitzende Tätigkeiten im Büro, Fortbewegung mit dem Auto, aber auch durch den gestiegenen Fernsehkonsum bewegen sich die meisten Menschen immer weniger. Das führt natürlich schnell zu einem Gewichtsanstieg. Viele fühlen sich durch den zeitlich ausgereizten Alltag mit Beruf und Familie abends nicht mehr in der Lage, sich zu Sport oder auch nur zu einem Spaziergang aufzuraffen. Die Bequemlichkeit ist meist Sieger im Kampf um die Gestaltung der Freizeit. Dabei ist es oft gar nicht nötig, extreme Anstrengungen im sportlichen Bereich zu erbringen. Untersuchungen haben ergeben, dass der Fettabbau besonders effektiv ist, wenn der Puls ausdauernd nur leicht erhöht wird. Daher ist es sinnvoller eine Stunde zu wandern, als eine Stunde im Fitnesscenter unter Höchstbelastung Gewichte zu stemmen. Die Pulsfrequenz sollte zwischen 120 und 130 pro Minute liegen, um eine optimale Fettverbrennung zu gewährleisten. Gleichzeitig ist es erforderlich, diese Frequenz mindestens 20 Minuten zu halten.

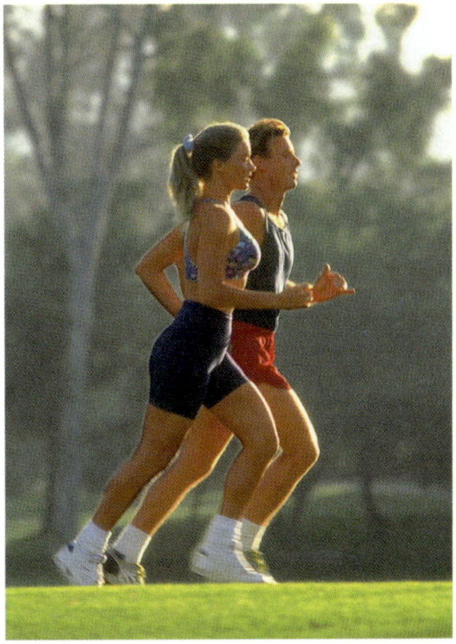

Wenn man wirklich dauerhaft abnehmen will, ist regelmäßiges Training sehr wichtig.

Wichtige Tipps zum Einstieg in den Sport sind:

- Das Training sollte regelmäßig absolviert werden.
- Fangen Sie klein an und steigern Sie sich langsam.
- Ziel ist nicht, sich völlig zu verausgaben.
- Probieren Sie aus, welche Art von Bewegung Ihnen gefällt.
- Verabreden Sie sich mit anderen. So macht Sport mehr Spaß, und Sie bleiben motiviert.

Wissenswertes zu MCT-Produkten

Bisher waren MCT-Fette Bestandteil von Trink- und Sondennahrungen zur künstlichen Ernährung, von speziellen Lebensmitteln für Sportler und von Spezialfetten sowie diätetischen Lebensmitteln. Heute gibt es aber eine Vielzahl von neuen Produkten, die beispielsweise im Reformhaus erhältlich sind. Angeboten werden MCT-Margarine, MCT-Öl und Produkte wie Schmelzkäse, Schokocreme, Majonäse, Gemüsepasten oder Putencreme, bei denen große Anteile LCT-Fette durch MCT-Fette ausgetauscht wurden. Die MCT-Margarine ist wie herkömmliche Margarine als Streichfett verwendbar. Sie kann aber auch heißen Speisen (beispielsweise Kartoffelbrei oder Gemüse) zum Abschmelzen zugesetzt werden. Besonders gut ist sie zum Backen und als Geschmackszutat beim Kochen geeignet. Zum Braten kann Margarine aber prinzipiell nicht verwendet werden.

Linolsäure und alpha-Linolensäure sollten MCT-Fetten in einem Prozentsatz von mindestens zehn beigemengt sein.

MCT-Öl eignet sich wie herkömmliches Speiseöl als Salatöl und zum Braten. Es ist jedoch nicht zum Frittieren oder langen Braten bei hoher Temperatur zu verwenden, denn mittelkettige Triglyzeride haben eine geringere Erhitzbarkeit als langkettige und ihr Rauchpunkt liegt unter dem von LCT-Fetten. Daher solle MCT-Öl nicht über 150 °C erhitzt werden.

MCT-basis-plus-Fette

Bei der Reduktionskost mit MCT-Fetten ist es besonders wichtig, dass der Bedarf an lebensnotwendigen Fettsäuren gedeckt wird. Es ist daher sinnvoll, dass die eingesetzten MCT-Fette diese langkettigen, essenziellen (lebensnotwendigen) Fettsäuren in ausreichender Menge enthalten. Die Firma basis bietet genau solche MCT-Spezialfette. Sie erhalten die MCT-basis-plus-Fette in jedem Reformhaus. Bei diesen Fetten ist es gelungen, den Gehalt an essenziellen Fettsäuren

Die Fettverdauung

Nahrungsfette bestehen aus Fettmolekülen, deren Bausteine sich aus Glyzerin und Fettsäuren zusammensetzen. Diese können **kurz-, mittel- oder langkettig** sein.

Fettmoleküle mit **langkettigen Fettsäuren** ① kommen in üblichen Speise- und Nahrungsfetten am häufigsten vor. Sie werden nach der Magenpassage im Darm mit Hilfe von Gallensäuren aus der Leber und Enzymen (Lipasen) aus dem Verdauungssaft der Bauchspeicheldrüse in Glyzerin und Fettsäuren aufgespalten ② und dann von den Schleimhautzellen der Darmzotten ③ aufgesaugt. Dort werden Glyzerin und Fettsäuren wieder zu Fettmolekülen zusammengesetzt ④ und **auf dem Umweg über die Lymphgefäße** in das Blut und den Gesamtorganismus übernommen ⑤.

Fettmoleküle mit **mittelkettigen Fettsäuren** ① (z.B. in **„mct-basis-plus"-Fetten**), aus Kokosfett gewonnen, benötigen dagegen wesentlich weniger Verdauungsaufwand. Sie können im Darm ② schnell und leicht, ohne Aufspaltung durch Gallensäuren und Enzyme (Lipasen), in die Schleimhautzellen des Dünndarms ③ gelangen und **ohne Umweg** über die Lymphgefäße **direkt in das Pfortaderblut** übergeben werden ④.

Verdauung und Aufsaugung von Fettmolekülen mit gesättigten langkettigen Fettsäuren

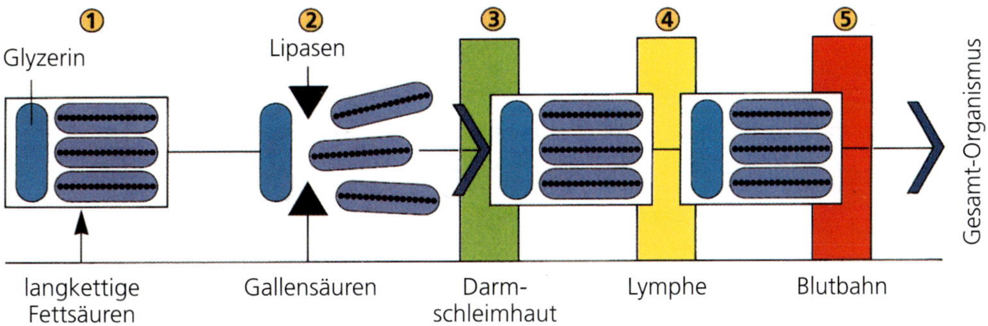

Verdauung und Aufsaugung von Fettmolekülen mit mittelkettigen Fettsäuren (mct)*

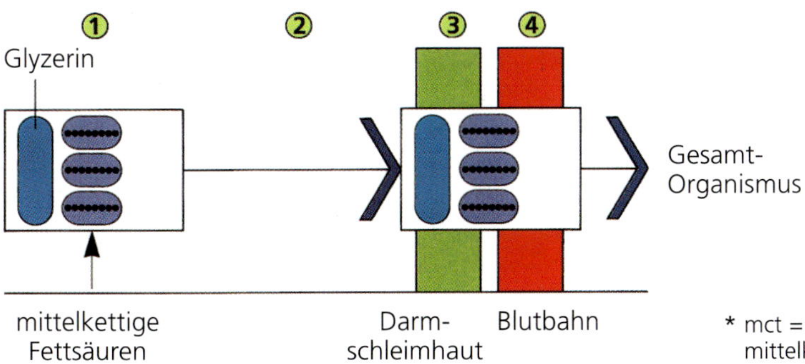

* mct = **m**iddle **c**hain **t**riglyzerides = mittelkettige Fettsäuren.

So besitzt ein Spezial-Nahrungsfett aus mittelkettigen sogenannten mct*-Fettsäuren **(mct-basis-plus Fett)** deutliche Vorteile, wenn es in der Ernährung bei Erkrankungen mit schlechter Fettaufnahme (bei Malabsorption) und schlechter Fettverdauung (bei Maldigestion) eingesetzt wird.

Was bedeutet Maldigestion? Was bedeutet Malabsorption?

Maldigestion bedeutet schlechte Verdauung der Nahrung, Malabsorption schlechte Aufsaugung von Nahrungsbestandteilen durch die Schleimhautzellen des Dünndarms. Symptome können Blähungen, Völlegefühl, Neigung zu Durchfällen, fettglänzende Stühle sowie besondere Oberbauchbeschwerden sein.

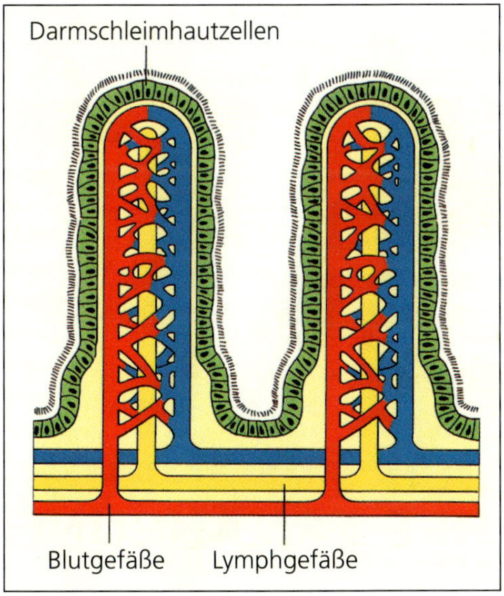

Schleimhautzotten im Dünndarm zur Aufsaugung der Nahrungsinhaltsstoffe

Aber auch bestimmte Erkrankungen sind vor allem durch eine schlechte Leistung der Verdauung und Aufsaugung von Fetten gekennzeichnet. Entweder sind hierfür nicht genügend Gallensäuren oder fettverdauende Enzyme (Lipasen) in den Verdauungssäften vorhanden, oder die Schleimhaut des Dünndarms ist so geschädigt, daß Fett nur noch schlecht in den Körper aufgenommen werden kann. Mehr oder weniger wird es dann unverdaut mit dem Stuhl wieder ausgeschieden.

Dadurch kommt es in der Regel auch zu einer Unterversorgung mit den Vitaminen A, D, E, K, B_{12}, Folsäure, sowie mit Mineralstoffen (z.B. Kalzium, Eisen) und Spurenelementen. Osteoporose (Knochenschwund) und Blutarmut (Eisenmangelanämie) können u. a. die Folge sein.

Beispiel Gallensteine:

Nach fettem Essen rebelliert oft die Galle und es kann u. a. zu Oberbauchbeschwerden und Übelkeit kommen. Der Grund dafür sind z.B. Gallensteine, die den Ausführungsgang der Gallenblase verlegen. Dadurch können die für die Verdauung (Emulgierung) von üblichen langkettigen Fetten so wichtigen Gallensäuren nicht in den Dünndarm einfließen, was zur Folge hat, daß diese Fette nicht verdaut und wieder ausgeschieden werden.

Es gibt weitere Gründe, bei denen die Aufnahme von Fetten aus dem Darm gestört und eine Maldigestion bzw. eine Malabsorption vorhanden ist. Zu diesen zählen:

mct-basis-plus
Diätmargarine

ist als köstlicher Brotaufstrich sowie zum Kochen, Dünsten und Backen hervorragend geeignet.*)

mct-basis-plus
Diätspeiseöl

ist vom Anrichten von Salaten bis hin zum Anbraten (bis150°C), Kochen, Dünsten und Backen vielseitig verwendbar.*)

*) Verzehrempfehlung: Am Anfang (zur Gewöhnung) sollten Erwachsene die Tagesmenge innerhalb einer Woche von 20g auf 60 – 80g, Kinder von 10g auf ca. 40g steigern. Der Verzehr anderer fetthaltiger Lebensmittel sollte eingeschränkt werden.

mct-basis-plus
Diät-Schmelzecken

empfehlen wir als Brotaufstrich und zum Verfeinern von Speisen in der feinen Küche.

mct-basis-plus
Diät-Schoko-Streichcreme

schmeckt lecker als Brotaufstrich und kann auch zum Backen verwendet werden.

mct-basis-plus
Delikatess-Brotaufstriche

Cremige Abwechslung auf's Brot. Ob die leckere Putencreme oder die vier neuen vegetarischen Gemüsepasteten (Karotte-Brokkoli, Paprika, Tomate-Olive, Meerrettich) – die Delikatess-Brotaufstriche sind ein wahrer Genuß.

mct-basis-plus
Salat-Mayonnaise
Salat-Remoulade
ohne Ei
neu

Die cremig, würzige Abwechslung für Ihren Salat und kalte Speisen, zum Verfeinern von Dips und Delikatessen – und auch als Brotaufstrich – einfach ein Genuß.

Für Fragen zum Thema Fett in der Ernährung stehen wir Ihnen gerne zur Verfügung. Schreiben Sie uns unter der angegebenen Adresse.

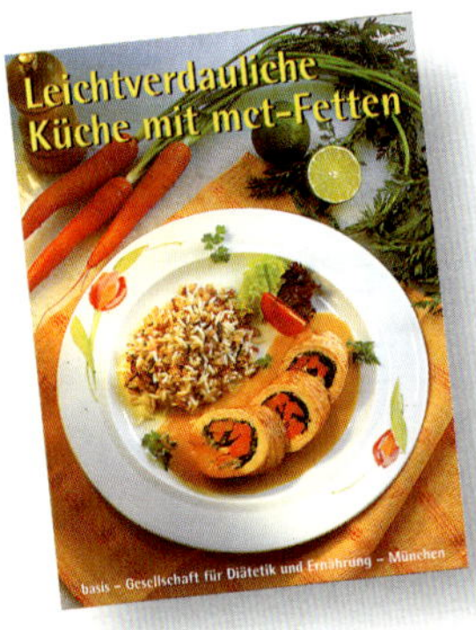

Feine Rezepte für Vorspeisen, knackige Salate, leckere Hauptspeisen und süße Naschereien finden Sie im Kochbuch **"Leichtverdauliche Küche mit mct-Fetten"**, welches Sie im Reformhaus und direkt bei der basis GmbH zum Preis von nur 8,60 Euro (bei Zusendung zzgl. Versandkosten) erhalten.

UNSERE IDEEN FÜR IHRE ERNÄHRUNG

basis®

Gesellschaft für Diätetik und Ernährung mbH
Argelsrieder Feld 16, D-82234 Oberpfaffenhofen Tel. 08153-98 42 60
Fax: 08153-90 67 88, **e-mail: basis-cb@basisgmbh.com,**
homepage: www.basisgmbh.com

- Erkrankungen der Bauchspeicheldrüse mit mangelhafter Produktion und Abgabe fettverdauender Enzyme (Lipasen).
- Zustand nach operativer Entfernung des Magens durch Mangel an Gallensäuren und fettverdauenden Enzymen (Lipasen) im Darm.
- Zustand nach operativer Entfernung eines Teils des Dünndarms mit Verringerung der Aufsaugungsfläche.
- Mukoviszidose (zystische Fibrose).
- Morbus Crohn.
- Blockade des Abflusses der Lymphe aus dem Darm.
- Zöliakie

Auch für Menschen mit solchen Erkrankungen bedeutet dies: Sie sind diätbedürftig und für ihre Ernährung benötigen sie optimale, leichtverdauliche Nahrungsfette und Öle, die ohne Gallensäuren und Lipasen direkt vom Körper aufgenommen werden können.

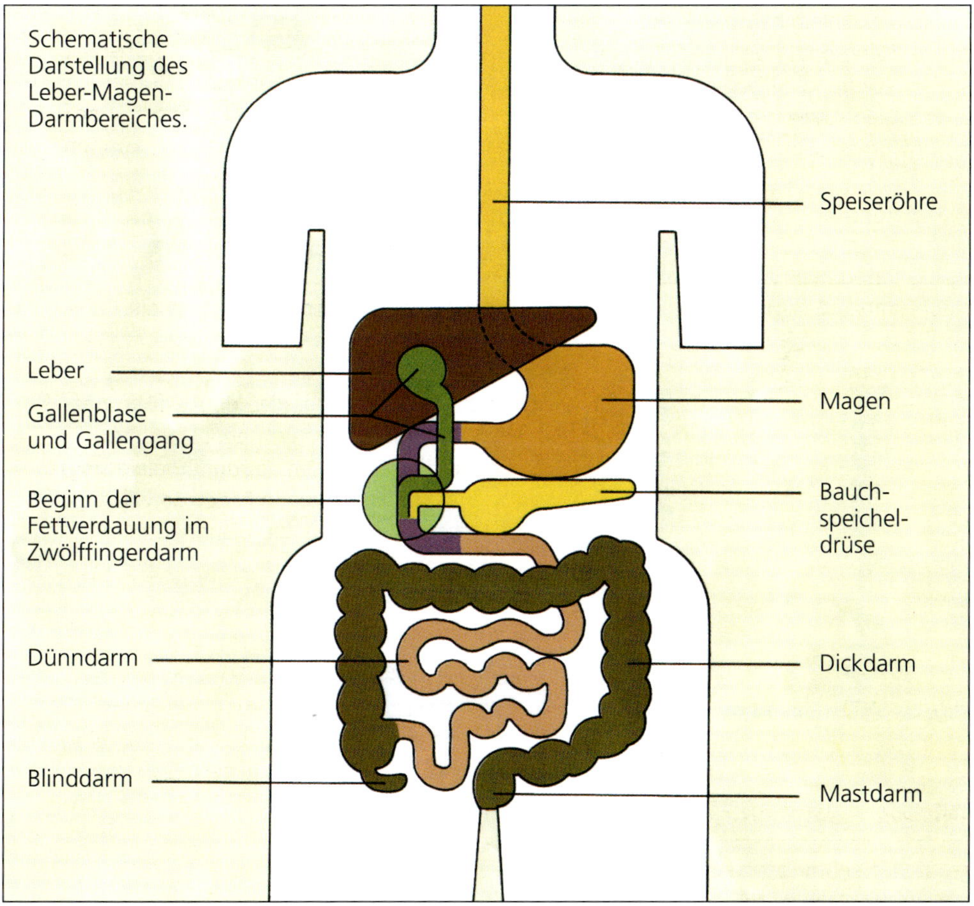

Die leichtverdaulichen mct-basis®-plus Produkte

- **mct-basis-plus** Produkte schaffen für die Ernährung bei schlechter Fettverdauung und Fettaufsaugung neue diätetische Möglichkeiten.

- **mct-basis-plus** gibt grünes Licht für die Fettverdauung und Fettaufsaugung bei Maldigestion und Malabsorption. **Es erleichtert dem Körper dadurch auch die Aufnahme von Vitaminen, Mineralstoffen und Spurenelementen.**

- **mct-basis-plus** besteht aus Fettmolekülen pflanzlicher Art, die überwiegend leicht aufzunehmende **mittelkettige Fettsäuren (mct)** enthalten.

- Das **„plus"**
  mct-basis-plus enthält durch die Zugabe von Distel- und Leinöl **lebenswichtige essentielle hochungesättigte Fettsäuren** wie alpha-Linol- und alpha-Linolensäure, welche dem Körper über die Nahrung zugeführt werden müssen. Sie können in der zugesetzten Menge und in der Kombination mit **mct-Fettsäuren** ähnlich leicht wie diese vom Darm aufgenommen werden und ihre für den Gesamtorganismus, so wie teilweise auch für den Darm, bedeutsamen Funktionen ausüben.

  Aus essentiellen Fettsäuren gehen im Organismus körpereigene **Abwehrstoffe** (Immunglobuline) und bestimmte **Prostaglandine** (Gewebehormone) hervor, die u.a. positive Einflüsse auf die Darmfunktion nehmen. Zudem sind sie Vorstufen von **Bausteinen**, die zur Bildung von Zellmembranen für neue Schleimhautzellen im Dünndarm benötigt werden, wenn diese bei bestimmten Darmerkrankungen wieder ersetzt werden müssen.

- **mct-basis-plus** enthält durch die Zugabe der oben beschriebenen wertvollen Öle Omega-3- und Omega-6-Fettsäuren.

- **mct-basis-plus Fette und Öle** enthalten Vitamine, die dem Organismus bei Malabsorption und Maldigestion oft nur ungenügend zur Verfügung stehen.

- **mct-basis-plus Produkte** besitzen einen sehr angenehmen, milden Geschmack und lassen sich gut bei Tisch als **Brotaufstrich** und in der Küche zum **Braten, Kochen, Dünsten, Verfeinern und Backen** verwenden.

anzureichern und hierdurch eine wesentliche Verbesserung der ernährungsphysiologischen Qualität zu erreichen. Essenzielle Fettsäuren sind die klassische alpha-Linolsäure und die alpha-Linolensäure. Sie sind für den menschlichen Organismus lebenswichtig und müssen aus der Nahrung bezogen werden. Im Stoffwechsel des Organismus gehen aus alpha-Linolsäure gamma-Linolensäure und Arachidonsäure hervor, aus alpha-Linolensäure die Eicosapentaensäure. Diese Metaboliten sind Vorstufen kurzlebiger, potenter körpereigener Wirkstoffe (vorzüglich von Prostaglandinen und Immunglobulinen), die Einfluss auf entzündliche und immunologische Vorgänge (auch in Verbindung mit Funktionen der Verdauungsorgane) ausüben. Essenzielle Fettsäuren sind in MCT-basis-plus Fetten aus Safloröl und Leinöl eingebracht, die biologisch aktive gamma-Linolensäure kann aus alpha-Linolsäure innerhalb des Stoffwechselablaufes entstehen. Obgleich langkettig, werden essenzielle Fettsäuren sehr gut aus dem Darm absorbiert.

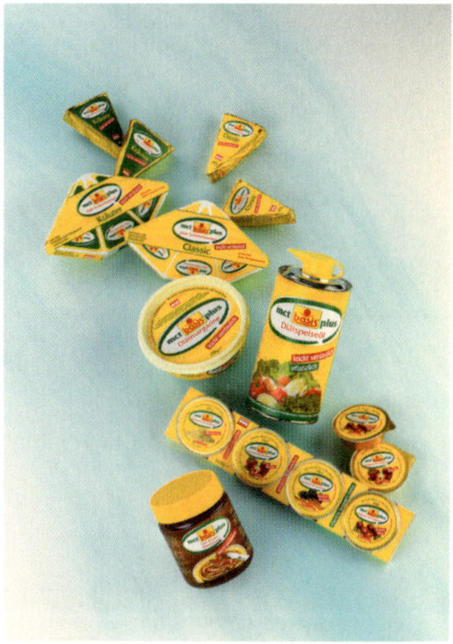

Einige Produkte aus der basis-MCT-Palette: Diät-Schmelzecken, Diätmargarine, Diätspeiseöl, Gemüse-Brotaufstriche, Diät-Schoko-Streichcreme.

Weitere wichtige Zusätze, die die MCT-basis-plus Fette enthalten, sind Vitamin A, beta-Carotin, Vitamin B_{12}, Vitamin D_3, Vitamin E und Folsäure. Speziell diese Vitamine und mineralischen Elemente müssen bei der Behandlung gastroenterologischer Erkrankungen mit Maldigestion und Malabsorption dem Körper in besonderer Weise zugeführt werden, da häufig diesbezüglich ein Versorgungsmangel gegeben ist. Andere MCT-Produkte enthalten nicht ausreichend essenzielle Fettsäuren. Daher sollten Sie diese nur nach Beratung mit einem Diätassistenten einsetzen.

Das MCT-Reduktionskost-Programm

Im folgenden Kapitel finden Sie eine Vielzahl von schmackhaften kalorienreduzierten, aber sättigenden Gerichten, die mit MCT-Fetten zubereitet werden. Die Tipps auf dieser Seite sollen Ihnen helfen, sich korrekt nach den Regeln der MCT-Reduktionskost zu ernähren.

Tipps zur Reduktionskost

- Nehmen Sie täglich zwei Obstmahlzeiten (à 120 bis 150 g) und mindestens drei Gemüseportionen (Menge nach Wunsch, insgesamt mindestens 600 g/Tag) zu sich.
- Da nach jeder Mahlzeit der Insulinspiegel steigt, setzt sich die MCT-Kost aus drei Hauptmahlzeiten zusammen. Dazwischen hat der Körper ausreichend Zeit, Fett abzubauen.
- Zusätzlich zu den Hauptmahlzeiten dürfen und sollten Sie dennoch zwei Zwischenmahlzeiten zu sich nehmen: am Vor- und Nachmittag jeweils 250 g Magermilchjoghurt, 250 ml Buttermilch, 120 g Obst oder z. B. einen Cappuccino.
- Es ist kein Problem, die Gerichte zu tauschen – also das Gericht vom Mittag am Abend zu essen und umgekehrt. Wichtig ist nur: Messen und wiegen Sie alles genau ab, damit die angegebenen Kalorienwerte nicht überschritten werden.
- Vermeiden Sie Alkohol! Es werden ein bis zwei Glas Wein (0,2 l) pro Woche empfohlen. Hochprozentiges ist unbedingt zu meiden!
- Fruchtsäfte müssen auf die Obstportion angerechnet werden. Vorsicht – viele Säfte enthalten Zucker und sind wahre Kalorienbomben.
- Je nach Wunsch und Hunger sollten Sie zu jedem Abendessen eine entsprechend große Portion frischen gemischten Salat, z. B. mit Tomaten, Gurken, Möhren, Champignons, geraspelten Zucchini, Radieschen, gekochten Hülsenfrüchten, Frühlingszwiebeln und Keimlingen, verzehren.

- Wer Rohkost am Abend nicht gut verträgt, sollte sich den Salat zum Mittagessen gönnen. Wir empfehlen folgende Dressings:
  1 TL MCT-Diätspeiseöl mit 2 EL Balsamicoessig, 1 TL Senf, 3 EL Wasser verrühren. Mit Salz, Pfeffer und flüssigem Süßstoff würzen **oder**
  1 TL MCT-Diätspeiseöl mit 2 EL Balsamicoessig, 1 EL Joghurt und gehacktem Schnittlauch verrühren und mit Salz, Pfeffer und flüssigem Süßstoff würzen.

So kochen Sie richtig mit MCT-Fetten

- MCT-Öl ist bis etwa 150 °C hitzestabil – ähnlich wie Sonnenblumenöl. MCT-Margarine können Sie zum Backen (bis 180 °C) verwenden. MCT-Speiseöl eignet sich zum schonenden Braten und für Salatdressings.
- Mit der üblichen Ernährungsweise nimmt der Mensch nur wenig MCT-Fette zu sich. Daher muss der Einstieg in eine MCT-Kost langsam erfolgen. Die MCT-Fett-Zufuhr beginnt mit 10 bis 20 Gramm und wird um etwa 10 Gramm täglich auf bis zu 50 bis 60 Gramm am Tag gesteigert. Die Gesamtfettzufuhr sollte am Tag bei 70 bis 90 Gramm liegen. Wird der langsame Kostaufbau nicht eingehalten, kann es zu Bauchschmerzen, Übelkeit, Kopfschmerzen und Durchfall kommen.
- Gerichte, die mit MCT-Fetten zubereitet wurden, kann jeder unbeschwert genießen (natürlich auch Ihre Kinder).

Kostaufbau mit MCT-Fetten

1. *Tag 20 g MCT-Fette = 25 g MCT-Margarine oder 20 g MCT-Öl*
2. *Tag 30 g MCT-Fette = 40 g MCT-Margarine oder 30 g MCT-Öl*
3. *Tag 40 g MCT-Fette = 50 g MCT-Margarine oder 40 g MCT-Öl*
4. *Tag 50 g MCT-Fette = 60 g MCT-Margarine oder 50 g MCT-Öl*
5. *Tag 60 g MCT-Fette = 40 g MCT-Margarine und 30 g MCT-Öl*

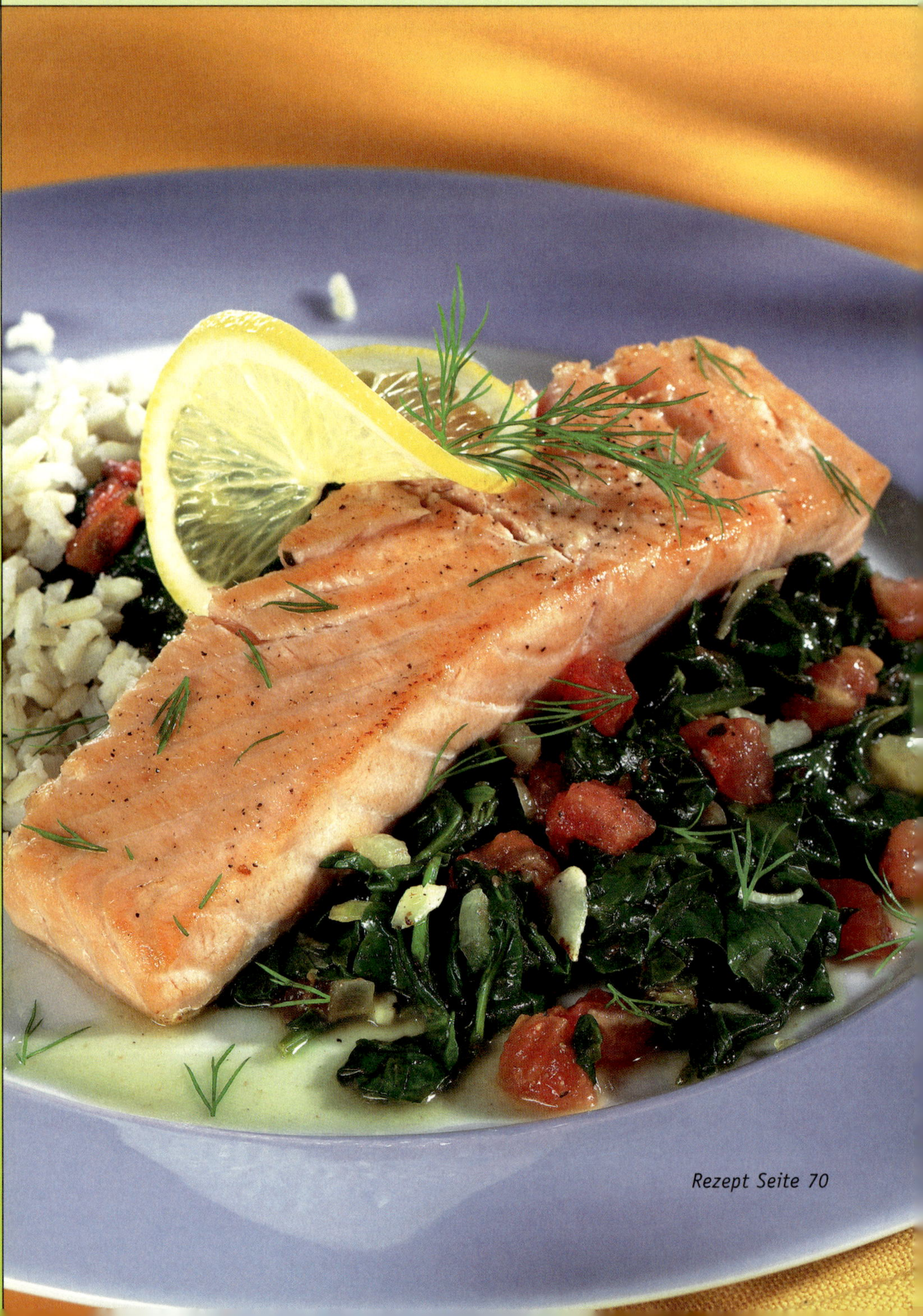

Rezept Seite 70

Die besten MCT-Rezepte

Die Rezepte auf den folgenden Seiten sind mit MCT-Fetten zubereitet. Versuchen Sie die gesunden und trotzdem leckeren Gerichte. Und auch die Backideen sind ein Genuss ohne Reue.
Soweit nicht anders angegeben, sind die Rezepte für zwei Personen berechnet.

Frühstück für 1 Person

Vollkornbrötchen mit Putencreme

1 Portion enthält
298 Kilokalorien
30 g Kohlenhydrate
8 g Eiweiß
16 g Fett
davon 11 g MCT

1 kleine Tomate
120 g Obst
1 Vollkornbrötchen (50 g)
1 EL MCT-Margarine (etwa 10 g)
30 g MCT-Putencreme
Eventuell Pfeffer
Dazu Kaffee oder Tee (ungesüßt)

- Die Tomate waschen und in dünne Scheiben schneiden. Das Obst waschen, in mundgerechte Stücke schneiden und auf einem Teller anrichten.
- Das Vollkornbrötchen durchschneiden und beide Hälften mit Margarine und Putencreme bestreichen. Die Tomatenscheiben auf die Brötchenhälften geben und eventuell mit Pfeffer würzen.

Frühstück für 1 Person

Vollkornmüsli

1 Portion enthält
243 Kilokalorien
42 g Kohlenhydrate
10 g Eiweiß
3 g Fett

120 g Obst
35 g Vollkornmüsli (ungesüßt)
125 g Joghurt natur (1,5 % Fett)
Flüssiger Süßstoff
Dazu Kaffee oder Tee (ungesüßt)

- Obst waschen und in kleine Stücke schneiden. Vollkornmüsli mit Joghurt anrühren und süßen. Das Obst unter das Müsli mischen.

Frühstück für 1 Person

Toast mit Putenbrustaufschnitt

1/2 Paprika
2 Scheiben Toast
1–2 EL MCT-Majonäse (etwa 20 g)
30 g Putenbrustaufschnitt
120 g Obst
Dazu Kaffee oder Tee (ungesüßt)

- Paprika waschen und in Streifen schneiden. Dabei Stiel, Kerne und weiße Innenstege entfernen. Toast mit Majonäse bestreichen und mit Paprika und Putenbrustaufschnitt belegen.
- Das Obst waschen und in mundgerechte Stücke schneiden. Auf einem extra Teller anrichten.

1 Portion enthält
338 Kilokalorien
32 g Kohlenhydrate
12 g Eiweiß
19 g Fett
davon 11 g MCT

Frühstück für 1 Person

Vollkornbrot mit Gemüsepastete

1 Scheibe Vollkornbrot (etwa 50 g)	*1–2 Gewürzgurken (etwa 50 g)*
1 EL MCT-Margarine (etwa 10 g)	*120 g Obst*
30 g MCT-Gemüsepastete	*Dazu Kaffee oder Tee (ungesüßt)*

1 Portion enthält
269 Kilokalorien
30 g Kohlenhydrate
4 g Eiweiß
15 g Fett
davon 11 g MCT

- Das Vollkornbrot mit Margarine und Gemüsepastete bestreichen. Die Gewürzgurken abtropfen, längs in dünne Streifen schneiden und das Brot damit belegen.
- Das Obst waschen, in mundgerechte Stücke schneiden und auf einem Teller anrichten.

Frühstück für 1 Person

Obstfrühstück (Foto Seite 39)

2 Scheiben Toast	*1/2 kleiner Apfel*
1 EL MCT-Margarine (etwa 10 g)	*Dazu Kaffee oder Tee (ungesüßt)*
1/2 Banane	

1 Portion enthält
262 Kilokalorien
43 g Kohlenhydrate
4 g Eiweiß
9 g Fett
davon 7 g MCT

- Toast goldgelb toasten und mit Margarine bestreichen. Die Banane schälen und in Scheiben schneiden. Den Apfel waschen, vierteln und die Kerngehäuse entfernen. Fruchtfleisch in schmale Spalten schneiden.
- Die Toastscheiben mit Banane und Apfel belegen.

Frühstück für 1 Person

Schinkenfrühstück

1 Portion enthält
374 Kilokalorien
42 g Kohlenhydrate
10 g Eiweiß
19 g Fett
davon 13 g MCT

3 Scheiben Knäckebrot	*4–5 Radieschen*
2 EL MCT-Majonäse (etwa 20 g)	*120 g Obst*
30 g magerer gekochter Schinken	*Dazu Kaffee oder Tee (ungesüßt)*

- Knäckebrot mit Majonäse bestreichen. Schinken auflegen. Radieschen putzen, waschen, fein würfeln und die Brote damit bestreuen.
- Obst waschen, in mundgerechte Stücke schneiden und anrichten.

Frühstück für 1 Person

Käsetoast

1 Portion enthält
353 Kilokalorien
32 g Kohlenhydrate
10 g Eiweiß
21 g Fett
davon 14 g MCT

2 Scheiben Toast	*6–8 Cocktailtomaten*
1 EL MCT-Margarine (etwa 10 g)	*120 g Obst*
40 g MCT-Schmelzkäse	*Dazu Kaffee oder Tee (ungesüßt)*

- Toast rösten, mit Margarine und Käse bestreichen. Tomaten waschen, in Scheiben schneiden und die Toastscheiben damit belegen.
- Obst waschen, in mundgerechte Stücke schneiden und anrichten.

Frühstück für 1 Person

Süßes Frühstück

1 Portion enthält
308 Kilokalorien
40 g Kohlenhydrate
5 g Eiweiß
17 g Fett
davon 13 g MCT

1 Vollkornbrötchen (etwa 50 g)	*120 g Obst*
2 EL MCT-Schokocreme (etwa 20 g)	*Dazu Kaffee oder Tee (ungesüßt)*

- Das Brötchen durchschneiden und mit Schokocreme bestreichen.
- Obst waschen, in mundgerechte Stücke schneiden und auf einem Teller anrichten.

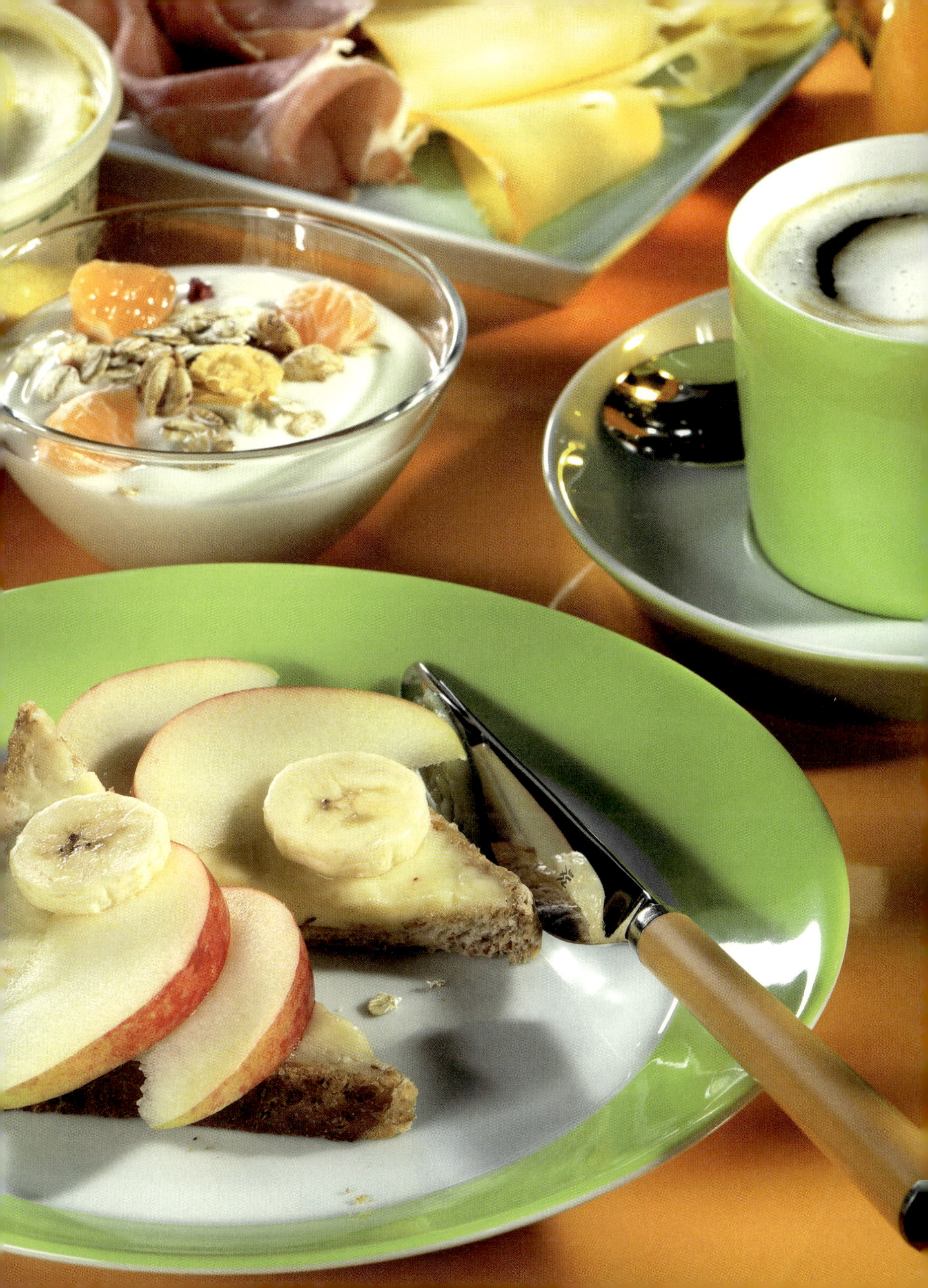

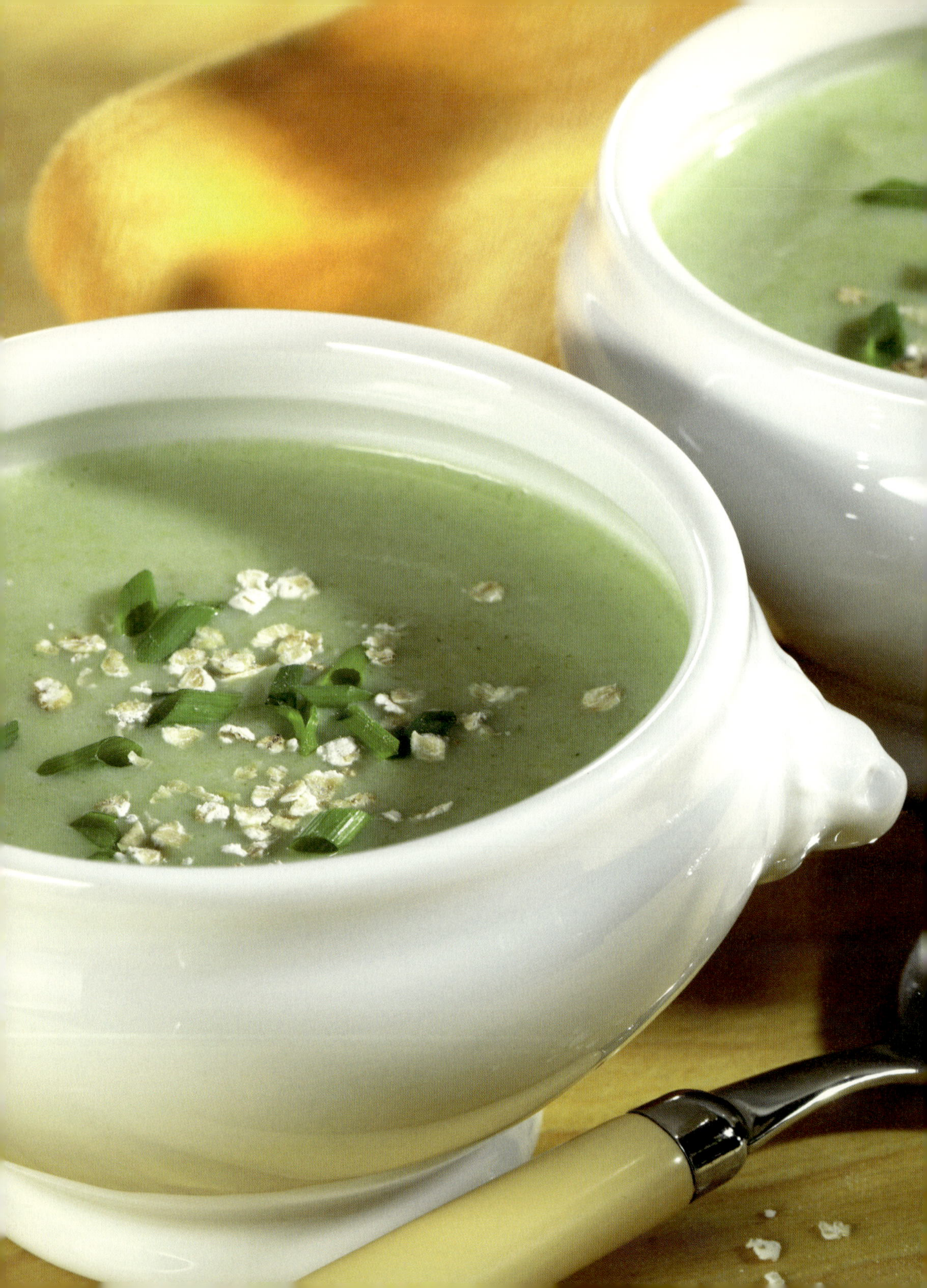

Mittagessen

Lauch-Kartoffel-Suppe mit Haferschmelz

400 g Lauch
150 g Kartoffeln
2 EL MCT-Diätspeiseöl
1/2 l Gemüsebrühe
50 ml fettarme Milch
Salz, Pfeffer
Muskat
30 g feine Haferflocken
2 MCT-Schmelzkäseecken

1 Portion enthält
430 Kilokalorien
31 g Kohlenhydrate
17 g Eiweiß
26 g Fett
davon 17 g MCT

- Den Lauch putzen, gründlich waschen und in etwa fingerdicke Ringe schneiden. Die Kartoffeln schälen, waschen und in kleine Würfel schneiden.
- Das Öl bei mittlerer Hitze in einem hohen Topf erhitzen. Den geschnittenen Lauch und die Kartoffelwürfel darin etwa 2 Minuten andünsten. Mit der vorbereiteten Gemüsebrühe ablöschen und die Suppe etwa 20 Minuten bei mittlerer Hitze und geschlossenem Deckel leise kochen lassen. Hin und wieder umrühren.
- Die Suppe mit dem Stabmixer pürieren. Die Milch zugeben. Mit etwas Salz, Pfeffer und Muskat abschmecken. Haferflocken und Schmelzkäseecken zugeben. Die Suppe nochmals kurz aufkochen, auf Teller verteilen und heiß servieren.

Lauch – ein gesunder Genuss

Der zur Familie der Liliengewächse gehörende Lauch (ebenso wie Zwiebel, Knoblauch und Spargel) wurde schon in der Antike sehr geschätzt. Lauch, der auch als Porree bekannt ist, ist reich an Vitamin B_1, Vitamin C, Eisen, Kalzium, Magnesium und Phosphor. Die enthaltenen Senföle stärken Leber, Galle und Nieren. Zusätzliches Plus: Durch Lauch wird die Verdauung angeregt.

Abendessen

Rote-Bete-Cremesuppe mit gerösteten Brotwürfeln und Sauerrahm

1 Portion enthält
439 Kilokalorien
45 g Kohlenhydrate
14 g Eiweiß
21 g Fett
davon 12 g MCT

1 Zwiebel
2 EL MCT-Diätspeiseöl
800 g Rote Bete (geschält und vorgekocht)
1/2 l Gemüsebrühe
150 ml fettarme Milch
Salz, Pfeffer
Flüssiger Süßstoff
2 Scheiben Vollkornbrot
2 EL Sauerrahm

- Die Zwiebel abziehen und fein würfeln. Rote Bete in dünne Scheiben schneiden. Zwiebel in 1 EL Öl bei mittlerer Hitze anschwitzen. Die fein geschnittenen Rote Bete zugeben und mit der Gemüsebrühe aufgießen. 20 Minuten kochen lassen.
- Topf vom Herd nehmen, Milch zugeben und die Suppe mit einem Stabmixer fein pürieren. Anschließend mit Salz, Pfeffer und Süßstoff abschmecken.
- Vollkornbrot in feine Würfel schneiden und in einer beschichteten Pfanne mit dem restlichen Öl anrösten.
- Suppe in Teller verteilen, Brotwürfel darüber streuen und jeweils mit einem Klecks Sauerrahm garnieren.

Abendessen

Broccoli-Kartoffel-Cremesuppe mit Putenbruststreifen

300 g Broccoli
300 g Kartoffeln
1/2 l Gemüsebrühe
150 ml fettarme Milch
Salz, Pfeffer
Muskat
150 g Putenbrustfilet
Paprikapulver
2 EL MCT-Diätspeiseöl
2 TL Mandelblättchen (etwa 10 g)

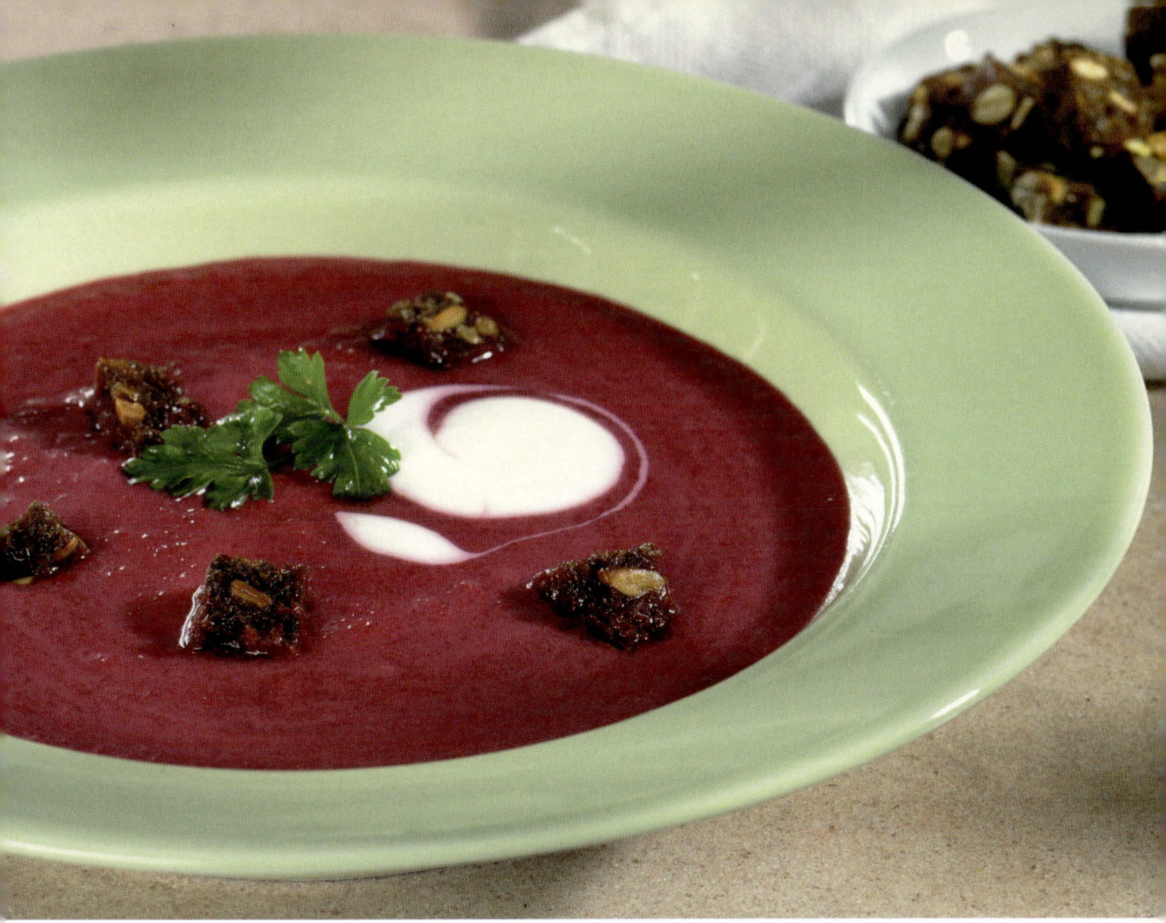

- Broccoli in Röschen teilen und waschen. Kartoffeln schälen, waschen und in feine Scheiben schneiden. Broccoli und Kartoffeln in der Brühe bei geschlossenem Deckel 10 bis 15 Minuten kochen.
- Topf vom Herd nehmen, Milch zugeben und mit einem Stabmixer pürieren. Mit Salz, Pfeffer und Muskat abschmecken; warm stellen.
- Das Putenbrustfilet auf beiden Seiten mit Salz, Pfeffer und Paprikapulver würzen und in einer beschichteten Pfanne bei mittlerer Hitze in heißem Öl auf beiden Seiten goldbraun anbraten. Hitze reduzieren und die Putenbrust bei kleiner Flamme mit aufgesetztem Deckel fertig braten.
- Putenbrust aus der Pfanne nehmen und dünn aufschneiden. Die Suppe auf Teller verteilen und die fein aufgeschnittene Putenbrust darauf anrichten. Mit den Mandeln bestreuen und sofort servieren.

1 Portion enthält
453 Kilokalorien
31 g Kohlenhydrate
33 g Eiweiß
21 g Fett
davon 12 g MCT

Abendessen

Tomaten-Gurken-Hüttenkäse-Salat auf geröstetem Schwarzbrot

1 Portion enthält
573 Kilokalorien
46 g Kohlenhydrate
40 g Eiweiß
24 g Fett
davon 16 g MCT

500 g Hüttenkäse
4 große Strauchtomaten
1/2 Gurke
100 g Frühlingszwiebeln
1 Bund Schnittlauch
1 EL MCT-Diätspeiseöl
1 EL Obstessig
Kräutersalz, Pfeffer
Flüssiger Süßstoff
4 Scheiben Schwarzbrot (à 50 g)
2 EL MCT-Margarine (etwa 20 g)

- Den Hüttenkäse in ein sauberes Küchentuch geben. Die vier Enden oben zusammennehmen und so lange ineinander verdrehen, bis die überschüssige Molke (milchige Flüssigkeit) austritt.
- Tomaten waschen, halbieren, von Stielansätzen und Kernen befreien. Das Fruchtfleisch würfeln. Die Gurke waschen und ebenfalls in Würfel schneiden. Tomaten- und Gurkenwürfel mit dem Hüttenkäse in eine Schüssel geben.
- Die Frühlingszwiebeln putzen, waschen und in feine Ringe schneiden. Schnittlauch waschen, trockenschütteln und in kleine Röllchen schneiden. Die Hälfte der Schnittlauchröllchen mit den Frühlingszwiebeln und dem Öl zum Hüttenkäse geben und alles gut miteinander vermengen. Mit Obstessig, Kräutersalz, Pfeffer und etwas flüssigem Süßstoff würzen.
- Das Schwarzbrot im Toaster anrösten und noch warm mit der Margarine bestreichen. Den Hüttenkäsesalat auf dem gerösteten Toastbrot anrichten und mit den restlichen Schnittlauchröllchen bestreuen. Sofort servieren.

Küchentipp

Den Hüttenkäse sollte man unbedingt mit einem Geschirrtuch »trockenlegen«, da er sonst zu nass ist und zusammen mit den anderen Zutaten schnell das geröstete Schwarzbrot durchweicht.
Übrigens: Durch Rösten wird Schwarzbrot leichter verdaulich.

Mittagessen

Rucolasalat mit Parmesan und Orangen-Balsamico-Vinaigrette

200–300 g Feldsalat	*2 EL Balsamicoessig*
1 Bund Rucola	*2 EL MCT-Diätspeiseöl*
1 Fleischtomate	*Salz, Pfeffer*
1 Bund Schnittlauch	*Flüssiger Süßstoff*
1 Orange	*80 g Parmesan (gehobelt)*

1 Portion enthält
380 Kilokalorien
10 g Kohlenhydrate
17 g Eiweiß
30 g Fett
davon 12 g MCT

- Feldsalat und Rucola waschen. Vom Feldsalat die kleinen Wurzeln am Ende abschneiden. Den Rucola eventuell von den langen Stielen befreien. Salat und Rucola auf einem großen Teller anrichten.
- Die Tomate kreuzförmig einritzen, mit heißem Wasser überbrühen, häuten und in kleine Würfel schneiden. Ebenfalls auf dem Salatteller anrichten.
- Schnittlauch waschen, trockenschütteln und in Röllchen schneiden.
- Für die Vinaigrette die Orange auspressen. Orangensaft mit Balsamicoessig und Öl verrühren und nach Belieben mit Salz, Pfeffer und Süßstoff abschmecken. Alles nochmals gut verquirlen und über den angerichteten Salat träufeln. Zum Schluss Parmesan und Schnittlauch über den Salat geben.

Abendessen

Frühlingssalat mit Scampispieß

1 Portion enthält
407 Kilokalorien
45 g Kohlenhydrate
26 g Eiweiß
13 g Fett
davon 11 g MCT

2 Knoblauchzehen
200 g Scampi ohne Schale (etwa 6–8 Stück, roh oder vorgekocht)
3 TL MCT-Diätspeiseöl
Salz, Pfeffer
100 g Feldsalat
50 g Rucola
2 kleine Kopfsalatherzen
1 kleiner Radicchio
1 Fleischtomate
60 g weiße Trauben
1 Nektarine (oder Pfirsich)
50 g Ananas
100 g Baguette
1 TL MCT-Margarine (etwa 5 g)
1 TL Senf
2 EL Balsamicoessig
Flüssiger Süßstoff

- 1 Knoblauchzehe abziehen und in dünne Scheiben schneiden. Die Scampi mit Knoblauch in 1 TL Öl auf jeder Seite 2 Minuten bei mittlerer Temperatur anbraten. Mit Salz und Pfeffer würzen, aus der Pfanne nehmen und etwas abkühlen lassen.
- Feldsalat putzen und waschen. Rucola waschen und von harten Stielen befreien. Salatherzen und Radicchio klein zupfen und waschen. Salate auf zwei großen Tellern anrichten. Tomate waschen, vierteln, von Stielansatz und Kernen befreien und in kleine Würfel schneiden. Zum Salat geben.
- Trauben und Nektarine waschen, die Nektarine halbieren, entsteinen und in 8 Stücke zerteilen. Ananas in Stücke schneiden.
- Abwechselnd Scampi und Früchte auf zwei Spieße stecken. 1 TL Öl erhitzen und die Spieße auf allen Seiten kurz anbraten.
- Baguette in dünne Scheiben schneiden und toasten. Mit einer abgezogenen Knoblauchzehe einreiben und mit Margarine bestreichen.
- Für das Dressing Senf, Essig, das restliche Öl und 3 EL Wasser, Salz, Pfeffer und flüssigen Süßstoff verrühren. Über den Salat träufeln und die heißen Scampispieße darauf anrichten.

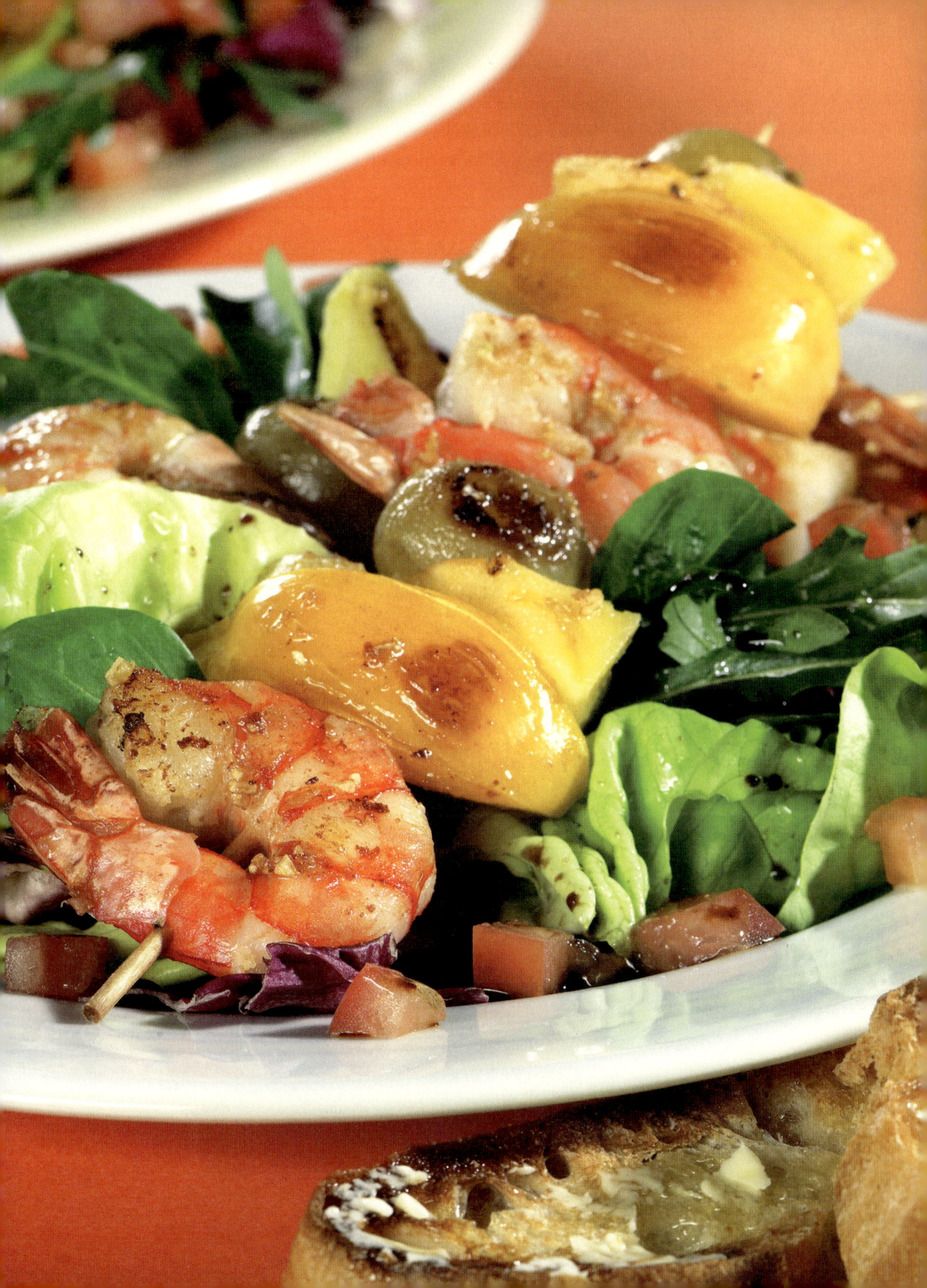

Abendessen

Thunfischsalat auf Knoblauchtoast

1 Portion enthält
467 Kilokalorien
40 g Kohlenhydrate
22 g Eiweiß
24 g Fett
davon 10 g MCT

2 Fleischtomaten
1 Zwiebel
120 g Thunfisch (im eigenen Saft, aus der Dose)
2 TL Kapern
Salz, Pfeffer
1 EL Balsamicoessig
2 TL gehackte Petersilie
2 EL MCT-Margarine (etwa 20 g)
1 kleine Knoblauchzehe
Paprikapulver
Currypulver
4 Scheiben Toast

- Tomaten waschen, vierteln, von Stielansatz und Kernen befreien. Das Fruchtfleisch in kleine Würfel schneiden. Zwiebel abziehen und fein würfeln. Thunfisch und Kapern abtropfen lassen.

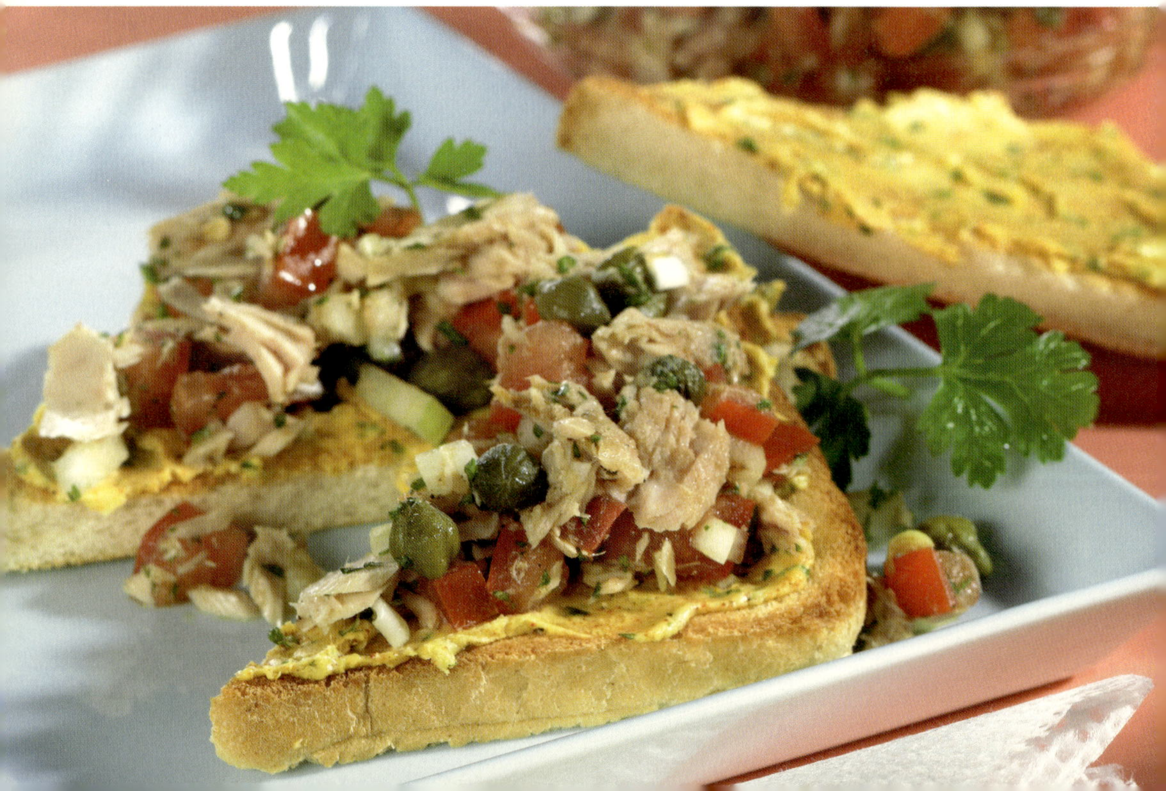

- Tomaten und Zwiebelwürfel mit Thunfisch und Kapern mischen. Mit Salz, Pfeffer, Essig und 1 TL gehackter Petersilie abschmecken.
- Die Margarine in eine Tasse geben. Knoblauch abziehen und dazupressen. Mit Salz, Pfeffer, der restlichen Petersilie und je einer Prise Paprika- und Currypulver abschmecken.
- Toast leicht anrösten und die Knoblauch-Margarine-Creme darauf streichen. Die Toastscheiben einmal diagonal teilen (sodass zwei Dreiecke entstehen) und mit dem Thunfischsalat belegen.

Abendessen

Geflügel-Reis-Salat

120 g Vollkornreis	*2 EL Obstessig*
Salz	*1 Bund Petersilie*
2 EL MCT-Majonäse (etw 20 g)	*1 Apfel*
1 EL MCT-Diätspeiseöl	*1 kleine Gurke (etwa 200 g)*
Pfeffer	*1 Fleischtomate*
Flüssiger Süßstoff	*1/2 Hähnchen (fertig gebraten)*

1 Portion enthält
472 Kilokalorien
26 g Kohlenhydrate
42 g Eiweiß
22 g Fett
davon 16 g MCT

- Den Reis in Salzwasser bissfest garen. In der Zwischenzeit die Majonäse und das Öl mit 1/2 TL Salz, Pfeffer, einigen Tropfen Süßstoff und dem Obstessig glatt rühren.
- Die Petersilie fein hacken. Apfel, Gurke und Tomate waschen. Apfel vierteln, vom Kerngehäuse befreien und fein würfeln. Gurke in Würfel schneiden. Tomate von Kernen und Stielansatz befreien und ebenfalls fein würfeln. Alles unter das Dressing heben.
- Vom fertig gebratenen Hähnchen die Haut entfernen, das Fleisch ablösen und ebenfalls in Würfel schneiden.
- Den Reis abgießen und noch warm zusammen mit dem Hähnchenfleisch in den Salat geben. Gut vermengen und 15 Minuten ziehen lassen. Bei Bedarf nochmals etwas nachwürzen.

Abendessen

Matjessalat

1 Portion enthält	*300 g Kartoffeln*	*120 g frische Matjesfilets*
426 Kilokalorien	*Salz*	*3 TL MCT-Majonäse (etwa 15 g)*
33 g Kohlenhydrate	*1 Zwiebel*	*1 EL MCT-Diätspeiseöl*
16 g Eiweiß	*1 Fleischtomate*	*Apfelessig*
28 g Fett	*1/2 Gurke*	*Pfeffer*
davon 11 g MCT	*1 Apfel*	*Flüssiger Süßstoff*
	100 g Gewürzgurken	*1 Bund Dill*

- Die Kartoffeln waschen und ungeschält in ausreichend Salzwasser kochen. Wenn sie gar sind, abgießen und pellen.
- Während die Kartoffeln kochen, die Zwiebel abziehen und fein würfeln. Tomate und Gurke waschen und fein würfeln. Den Apfel waschen, vierteln und vom Kerngehäuse befreien. Das Fruchtfleisch fein würfeln. Gewürzgurken in Würfel, Matjesfilets in grobe Stücke schneiden. Die geschnittenen Zutaten in eine Schüssel geben.
- Die Majonäse mit Öl, Apfelessig, etwas Pfeffer, Salz und einem Spritzer Süßstoff zu einem glatten Dressing verrühren und über den Matjessalat geben.
- Den Dill zupfen, fein hacken und unter den Salat mengen. Alles 10 Minuten ziehen lassen. Den Salat eventuell etwas nachwürzen und zusammen mit den heißen Kartoffeln anrichten.

Küchentipp

Matjessalat lässt sich hervorragend für den kommenden Tag vorbereiten. Einfach abgedeckt im Kühlschrank aufbewahren.
Wenn Sie zusätzlich Fett sparen wollen, können Sie statt des Matjesfilets gedünsteten Kabeljau verwenden.

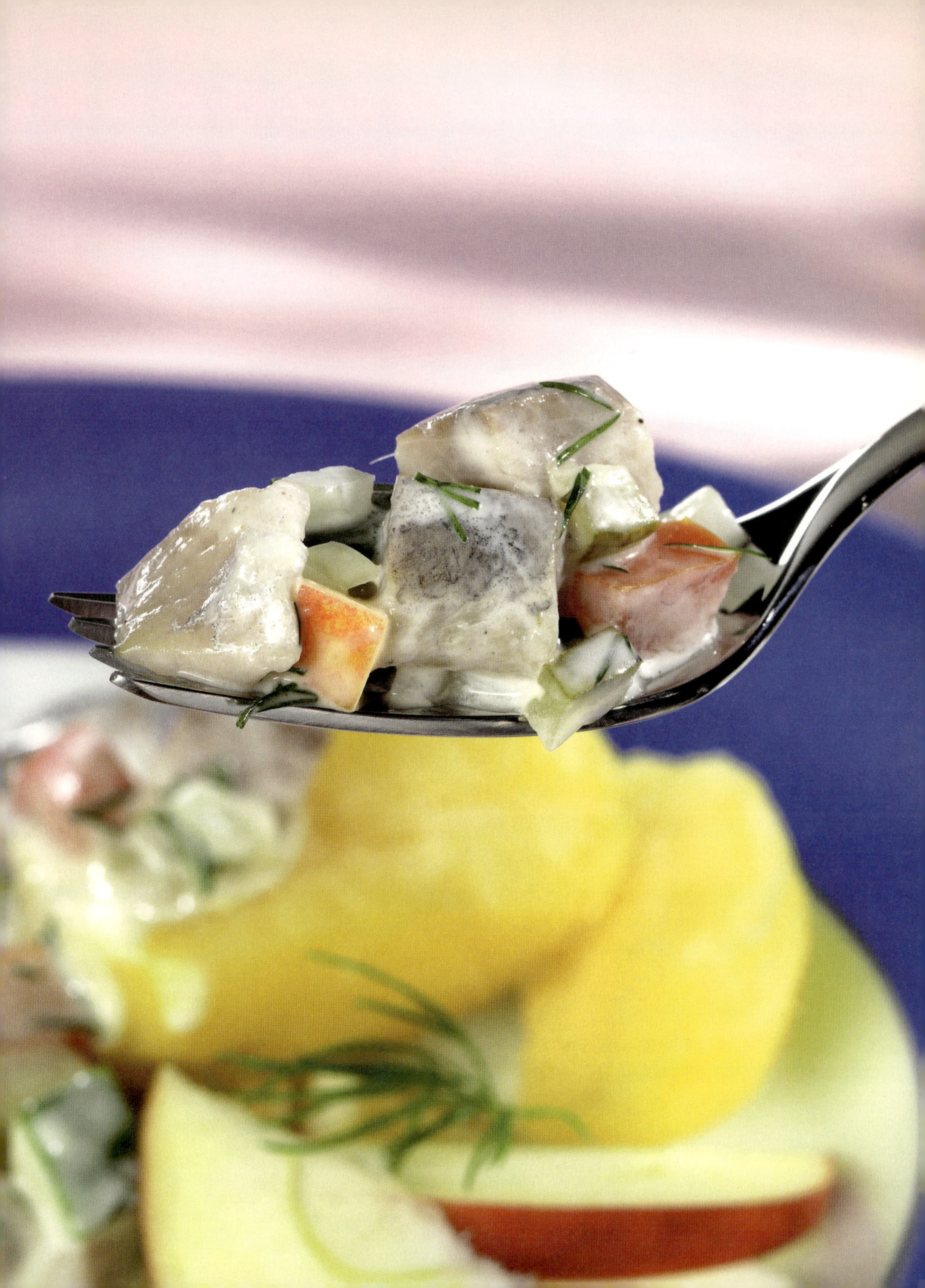

Abendessen

Käsetoast Hawaii

1 Portion enthält
448 Kilokalorien
44 g Kohlenhydrate
16 g Eiweiß
23 g Fett
davon 15 g MCT

4 Scheiben Vollkorntoast
2 EL MCT-Margarine oder MCT-Majonäse (etwa 20 g)
60 g magerer gekochter Schinken
4 Scheiben Ananas (aus der Dose, ungezuckert)
2 MCT-Schmelzkäseecken (Classic oder mit Kräutern)

- Toast im Toaster leicht anrösten und mit Margarine oder Majonäse bestreichen. Die Toastscheiben mit Schinken und je 1 Scheibe Ananas belegen. Schmelzkäseecken in Streifen schneiden und die Toasts damit belegen.
- Im vorgeheizten Backofen bei 200 °C (Umluft: 180 °C, Gas: Stufe 3–4) 5 bis 10 Minuten backen. Die Toasts sind fertig, wenn der Käse zerlaufen und schön gebräunt ist.

Abendessen

Käsetoast mit pikanten Pilzen

1 Portion enthält
430 Kilokalorien
38 g Kohlenhydrate
18 g Eiweiß
23 g Fett
davon 15 g MCT

2 Frühlingszwiebeln
1 TL gekörnte Gemüsebrühe
1/2 TL frische Currypaste (aus dem Asia-Shop)
150 g Champignons
4 Scheiben Vollkorntoast
2 EL MCT-Margarine oder MCT-Majonäse (etwa 20 g)
60 g magerer gekochter Schinken
2 MCT-Schmelzkäseecken (Classic oder mit Kräutern)

- Frühlingszwiebeln putzen, waschen und in dünne Ringe schneiden. 3 EL Wasser erhitzen, Gemüsebrühe und Currypaste darin auflösen.
- Die Champignons mit einem Küchentuch abreiben und die Stiele abschneiden. Pilze in dicke Scheiben schneiden, 2 Minuten unter Rühren im Currysud kochen und abgießen.

- Toast leicht anrösten, mit Margarine oder Majonäse bestreichen und mit Schinken, Champignons und Frühlingszwiebeln belegen. Schmelzkäseecken in Streifen schneiden und auf die Toasts geben.
- Im vorgeheizten Backofen bei 200 °C (Umluft: 180 °C, Gas: Stufe 3–4) 5 bis 10 Minuten backen. Die Toasts sind fertig, wenn der Käse zerlaufen und schön gebräunt ist.

Abendessen

Käsetoast mit Tomate und Thunfisch

60 g Thunfisch (aus der Dose, im eigenen Saft)
1 Fleischtomate
2 MCT-Schmelzkäseecken (Classic oder mit Kräutern)
1 Zwiebel
4 Scheiben Vollkorntoast
2 EL MCT-Margarine oder MCT-Majonäse (etwa 20 g)
2 TL Kapern

1 Portion enthält
462 Kilokalorien
38 g Kohlenhydrate
18 g Eiweiß
26 g Fett
davon 15 g MCT

- Thunfisch abtropfen lassen. Tomate waschen und in Scheiben schneiden. Schmelzkäseecken in Streifen schneiden. Zwiebel abziehen und in dünne Ringe schneiden.
- Den Toast im Toaster leicht anrösten und mit Margarine oder Majonäse bestreichen. Die Toastscheiben mit Thunfisch, Tomaten, Zwiebeln, Kapern und Schmelzkäse belegen.
- Im vorgeheizten Backofen bei 200 °C (Umluft: 180 °C, Gas: Stufe 3–4) 5 bis 10 Minuten backen. Die Toasts sind fertig, wenn der Käse zerlaufen und schön gebräunt ist.

Käsetoastvariationen – immer eine gute Idee

Wenn es mal schnell gehen muss, sind Käsetoasts ein perfekter Genuss: Einfach mit verschiedenen »leichten« Zutaten und MCT-Käse belegen, überbacken – fertig.

Abendessen

Käsetoast mit Shrimps und Lauch

1 Portion enthält
452 Kilokalorien
39 g Kohlenhydrate
23 g Eiweiß
23 g Fett
davon 15 g MCT

1 kleine Stange Lauch
1 kleine Tomate
2 MCT-Schmelzkäseecken (Classic oder mit Kräutern)
120 g gekochte Shrimps
Salz, Pfeffer
4 Scheiben Vollkorntoast
2 EL MCT-Margarine oder MCT-Majonäse (etwa 20 g)

- Lauch putzen, waschen und in feine Ringe schneiden. Tomate waschen, vierteln, von Kernen und Stielansatz befreien und das Fruchtfleisch würfeln. Die Schmelzkäseecken in Streifen schneiden.

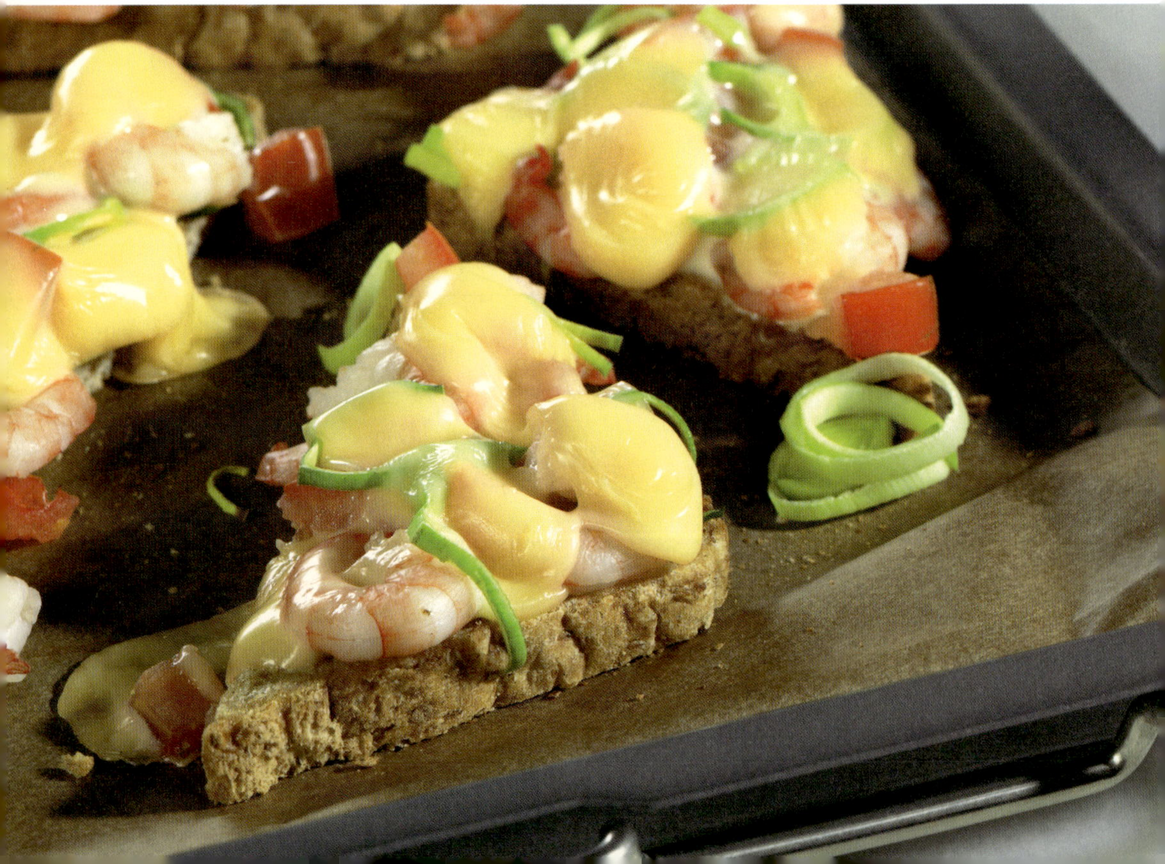

- Die Shrimps mit dem fein geschnittenen Lauch und der gewürfelten Tomate vermengen. Mit Salz und Pfeffer pikant würzen.
- Toast im Toaster leicht anrösten und mit Margarine oder Majonäse bestreichen. Mit Shrimpsmischung und Käse belegen.
- Im vorgeheizten Backofen bei 200 °C (Umluft: 180 °C, Gas: Stufe 3–4) 5 bis 10 Minuten backen. Die Toasts sind fertig, wenn der Käse zerlaufen und schön gebräunt ist.

Abendessen

Käsetoast mit Putenbrust-Ananas-Curry

2 MCT-Schmelzkäseecken (Classic oder mit Kräutern)
2 große Champignons
4 Scheiben Vollkorntoast
60 g Putenbrustaufschnitt
1/2 TL Currypulver
4 Scheiben Ananas (aus der Dose, ungezuckert)
2 EL MCT-Margarine oder MCT-Majonäse (etwa 20 g)

1 Portion enthält
482 Kilokalorien
44 g Kohlenhydrate
16 g Eiweiß
27 g Fett
davon 15 g MCT

- Champignons mit einem Küchentuch abreiben und von den Stielenden befreien. Pilze in Scheiben schneiden.
- Toast im Toaster leicht anrösten und mit Margarine oder Majonäse bestreichen. Putenbrust und Champignons auf dem Toast anrichten, mit etwas Curry bestreuen, Ananasscheiben darauf geben. Die Schmelzkäseecken in Streifen schneiden und Toasts damit belegen.
- Im vorgeheizten Backofen bei 200 °C (Umluft: 180 °C, Gas: Stufe 3–4) 5 bis 10 Minuten backen. Die Toasts sind fertig, wenn der Käse zerlaufen und schön gebräunt ist.

Küchentipp

Besonders gut schmecken die Toasts mit Vollkorntoast, das außerdem reich an Ballaststoffen ist und besser sättigt als normales Weizentoast.

Abendessen

Melonen-Lachsschinken-Brot mit Chicoréesalat in Orangenvinaigrette

1 Portion enthält
431 Kilokalorien
47 g Kohlenhydrate
16 g Eiweiß
19 g Fett
davon 12 g MCT

250 g Chicorée
1 Orange
1 EL saure Sahne
1 EL Obstessig
1 EL MCT-Diätspeiseöl
2 EL Orangensaft
Salz, Pfeffer
Flüssiger Süßstoff
200 g Honigmelone
4 Scheiben Vollkornbrot (à 50 g)
2 EL MCT-Majonäse (etwa 20 g)
80 g Lachsschinken (ohne Fettrand)

- Beim Chicorée den Strunk etwa 1 cm breit abschneiden. Die Blätter waschen und in feine Streifen schneiden.
- Von der Orange oben und unten die Schale abschneiden. Orange auf ein Brett stellen und die Schale von oben nach unten dick vom Fruchtfleisch scheiden. Dabei auch die weiße Innenhaut restlos wegschneiden. Die einzelnen Orangenfilets mit einem spitzen Messer aus den Trennhäuten herauslösen und zu den Chicoréestreifen geben.
- Für das Dressing saure Sahne mit Essig, Öl und Orangensaft vermengen. Mit Salz, Pfeffer und Süßstoff würzen und über den Salat träufeln. Gut mischen.
- Melone schälen und in dünne Scheiben schneiden. Das Vollkornbrot im Toaster leicht anrösten und mit Majonäse bestreichen. Lachsschinken auflegen und die Melonenscheiben darauf fächern. Mit frischem Pfeffer aus der Mühle würzen.

Abendessen

Fit-Burger mit Eisbergsalat

1 kleine Zwiebel
1/2 Bund Petersilie
160 g Tatar
1 kleines Ei
3 EL Semmelbrösel
Salz, Pfeffer
1 EL MCT-Diätspeiseöl

100 g Eisbergsalat
1 Tomate
2 Vollkornbrötchen
2 EL MCT-Majonäse (etwa 20 g)
1 TL Ketchup
1 TL Senf

1 Portion enthält
577 Kilokalorien
52 g Kohlenhydrate
30 g Eiweiß
28 g Fett
davon 16 g MCT

- Die Zwiebel abziehen, halbieren und eine Hälfte fein würfeln. Petersilie waschen und trockenschütteln. Die einzelnen Blättchen abzupfen und fein hacken.
- Das Tatar mit Ei, Semmelbrösel, Zwiebelwürfel und gehackter Petersilie verkneten. Mit Salz und Pfeffer würzen. Aus der Fleischmasse zwei flache Burger formen und diese im heißen Öl bei mittlerer Temperatur braten.
- Eisbergsalat und Tomaten waschen. Salat trockenschwenken und in große Stücke zerrupfen. Tomate und verbliebene Zwiebelhälfte in Scheiben schneiden.
- Brötchen aufschneiden und die Schnittflächen in einer beschichteten Pfanne ohne Fett leicht anrösten. Alle Hälften mit Majonäse bestreichen und auf jeweils eine Hälfte den Eisbergsalat auflegen. Die heißen Burger auflegen, mit Ketchup und Senf bestreichen. Zwiebelringe und leicht gesalzene Tomatenscheiben darauf legen. Die oberen Hälften der Brötchen aufsetzen.

Abendessen

Weißkohlspätzle mit Tatar

1 Portion enthält
405 Kilokalorien
28 g Kohlenhydrate
26 g Eiweiß
21 g Fett
davon 12 g MCT

1 kleine Zwiebel
500 g frischer Weißkohl
2 EL MCT-Diätspeiseöl
1/4 l Gemüsebrühe
160 g Rindertatar
1/2 Bund Petersilie
120 g Eierspätzle (roh)
Salz, Pfeffer
2 EL saure Sahne

- Die Zwiebel abziehen und fein würfeln. Den Weißkohl in sehr feine Streifen schneiden. Das Öl erhitzen und die Zwiebeln darin bei mittlerer Temperatur glasig dünsten. Kohl zugeben und scharf anbraten. Mit der Gemüsebrühe aufgießen, das Rindertatar roh zugeben und mit dem Kochlöffel verteilen. Das Ganze bei geschlossenem Deckel 10 Minuten leise kochen lassen.
- Die Petersilie waschen, trockenschütteln und fein hacken.
- Die Spätzle nach Packungsanleitung in reichlich Salzwasser bissfest kochen, abgießen, zum Kohl geben und vorsichtig untermengen. Das Ganze mit Pfeffer, Petersilie und einer Prise Salz würzen. Kurz vor dem Servieren die saure Sahne unterheben. Dabei das Gericht nicht mehr kochen lassen.

Abendessen

Gefüllte Champignons mit Gurkengemüse

6 Riesenchampignons
1/2 Bund Petersilie
1/2 Gurke
2 Schalotten
2 EL MCT-Diätspeiseöl
1 TL Suppenwürze
Salz, Pfeffer
100 ml Gemüsebrühe
Basilikum
2 EL MCT-Margarine (etwa 20 g)
120 g Baguette

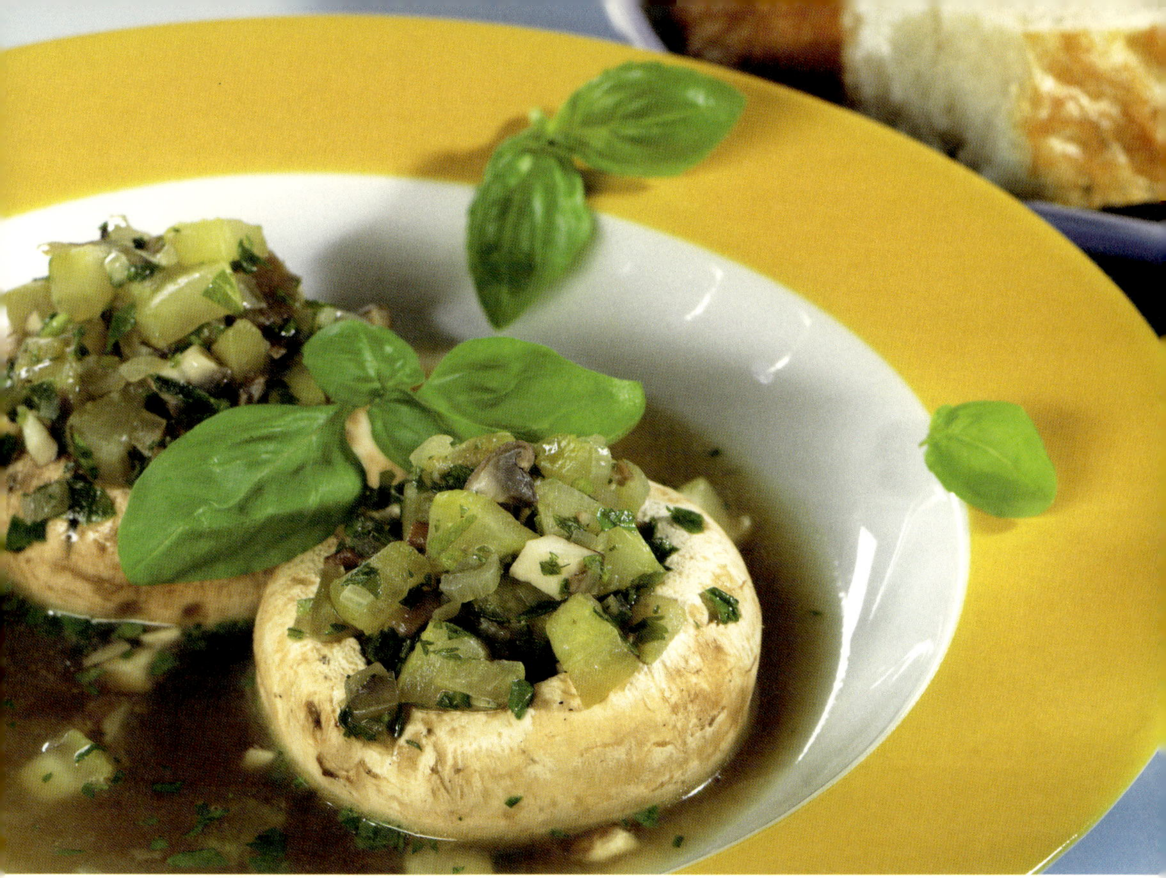

- Champignonstiele herausdrehen und beiseite legen. Die Lamellen mit einem Teelöffel vorsichtig aus den Champignonköpfen schaben und beiseite legen. Petersilie waschen, trockenschütteln und fein hacken.
- Gurke schälen, mit einem Teelöffel entkernen und mit Champignonstielen und -lamellen fein würfeln. Schalotten abziehen und ebenfalls fein hacken. Petersilie zugeben und alles im Öl anbraten. Mit Suppenwürze, Salz und Pfeffer pikant abschmecken.
- Champignonköpfe mit der Masse füllen, in die Pfanne setzen und die Gemüsebrühe angießen. Pilze bei mittlerer Hitze und aufgesetztem Deckel 5 Minuten kochen und danach ebenso lang ziehen lassen.
- Die Pilze in tiefen Suppentellern mit etwas Sud anrichten und mit frischem Basilikum dekorieren. Mit Margarine bestrichene, dünne Baguettescheiben dazu reichen.

1 Portion enthält
377 Kilokalorien
24 g Kohlenhydrate
8 g Eiweiß
28 g Fett
davon 22 g MCT

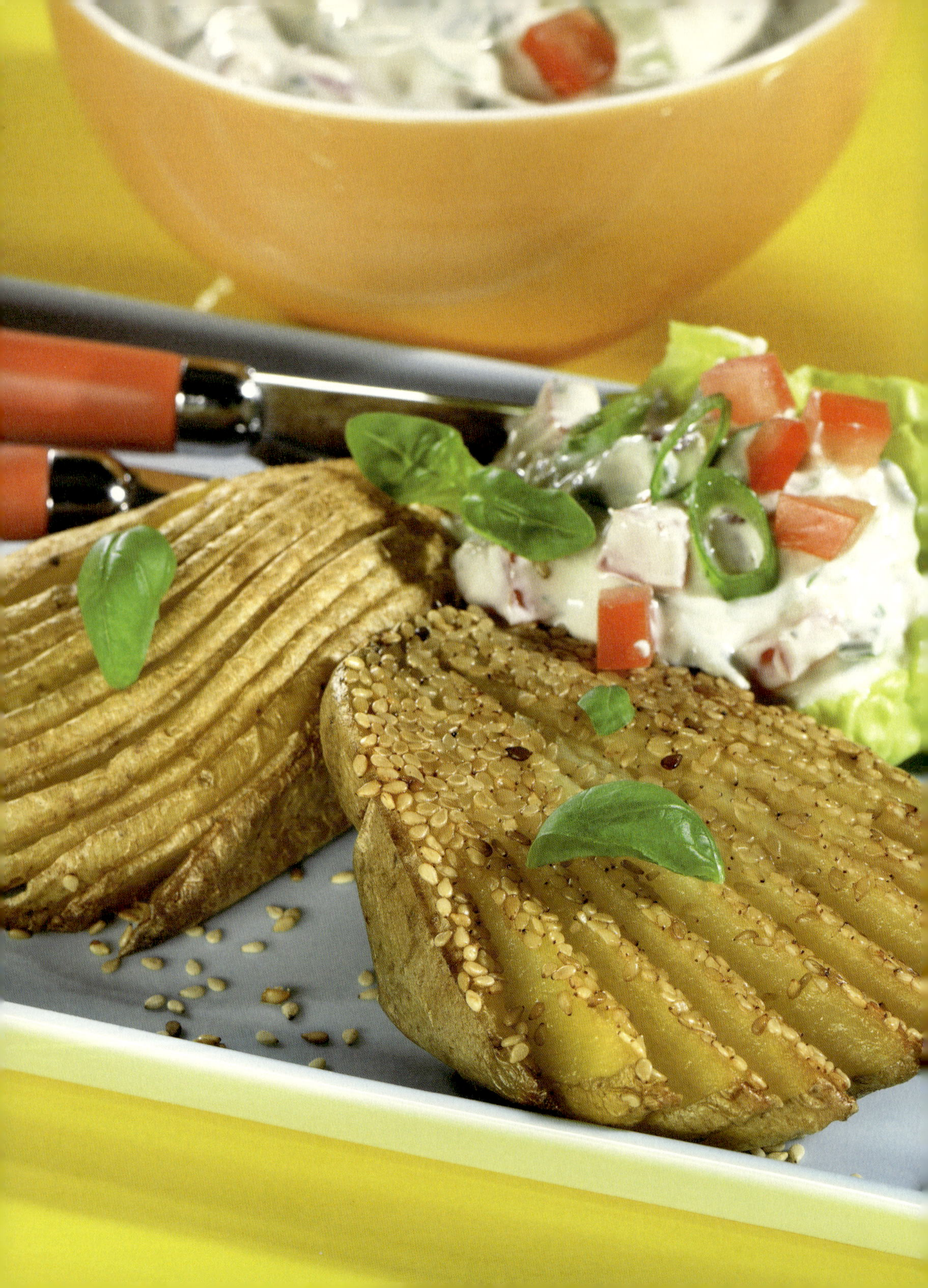

Abendessen

Gebackene Sesamkartoffeln mit Tomaten-Basilikum-Quark

500 g Kartoffeln
3 EL Sesam (ungeschält)
Salz
2 EL MCT-Margarine (etwa 20 g)
2 Fleischtomaten
1 kleines Bund Frühlingszwiebeln
1 Bund Basilikum
500 g Magerquark
Mineralwasser
1 EL Balsamicoessig
Pfeffer
Flüssiger Süßstoff

1 Portion enthält
625 Kilokalorien
53 g Kohlenhydrate
44 g Eiweiß
25 g Fett
davon 10 g MCT

- Kartoffeln gründlich waschen – nicht schälen, nicht kochen. Halbieren, mit der Schnittfläche nach unten auf ein Brett legen und zu zwei Dritteln fächerartig so einschneiden, dass die Scheiben noch zusammenhalten. Ein Backblech mit Backpapier auslegen. Sesam auf einen Teller geben, die Unterseite der Kartoffeln aufdrücken und auf das Backblech setzen. Kartoffeln salzen und mit Margarineflocken belegen. Im vorgeheizten Backofen bei 200 °C (Umluft: 180 °C, Gas: Stufe 3–4) 35 bis 40 Minuten backen.
- In der Zwischenzeit Tomaten waschen, halbieren und das Fruchtfleisch fein würfeln. Die Frühlingszwiebeln putzen, waschen und in feine Ringe schneiden. Basilikum waschen, die Blätter abzupfen und fein hacken.
- Den Quark in eine Schüssel geben und mit etwas Mineralwasser cremig rühren. Tomaten und Frühlingszwiebeln vorsichtig unterrühren. Mit Essig, Salz, Pfeffer, Süßstoff und einer Hand voll gehackter Basilikumblätter fein abschmecken. Den Tomaten–Basilikum-Quark zu den heißen Kartoffeln reichen.

Mittagessen

Kartoffel-Zucchini-Käse-Auflauf

1 Portion enthält
558 Kilokalorien
35 g Kohlenhydrate
22 g Eiweiß
36 g Fett
davon 25 g MCT

300 g Kartoffeln	*Muskat*
600 g Zucchini	*150 ml fettarme Milch*
Salz	*2 EL gekörnte Gemüsebrühe*
2 EL MCT-Margarine (etwa 20g)	*1 Ei*
Pfeffer	*160 g MCT-Schmelzkäse*

- Kartoffeln schälen und waschen. Zucchini putzen, waschen und zusammen mit den Kartoffeln in etwa 1 cm breite Scheiben schneiden. Die Kartoffelscheiben 5 Minuten in kochendem Salzwasser blanchieren, vom Herd nehmen, die Zucchinischeiben zugeben und alles 2 Minuten ziehen lassen. Anschließend abgießen und unter kaltem Wasser abschrecken.
- Eine Backform mit Margarine ausfetten und Kartoffel- und Zucchinischeiben abwechselnd hineinschichten. Jede Lage mit Salz, Pfeffer und etwas Muskat würzen.
- Die Milch mit der Gemüsebrühe würzen, das Ei hineingeben und alles gut verquirlen. Die Mischung über den Auflauf verteilen. Nochmals salzen und pfeffern.
- Den Auflauf im vorgeheizten Backofen bei 200 °C (Umluft: 180 °C, Gas: Stufe 3–4) etwa 30 Minuten backen. 10 Minuten vor Ende der Backzeit den Auflauf nochmals aus dem Ofen nehmen und den in Streifen geschnittenen Schmelzkäse darauf verteilen. Eventuell etwas Milch angießen. Fertig backen (bis die Kartoffelscheiben weich sind) und heiß servieren.

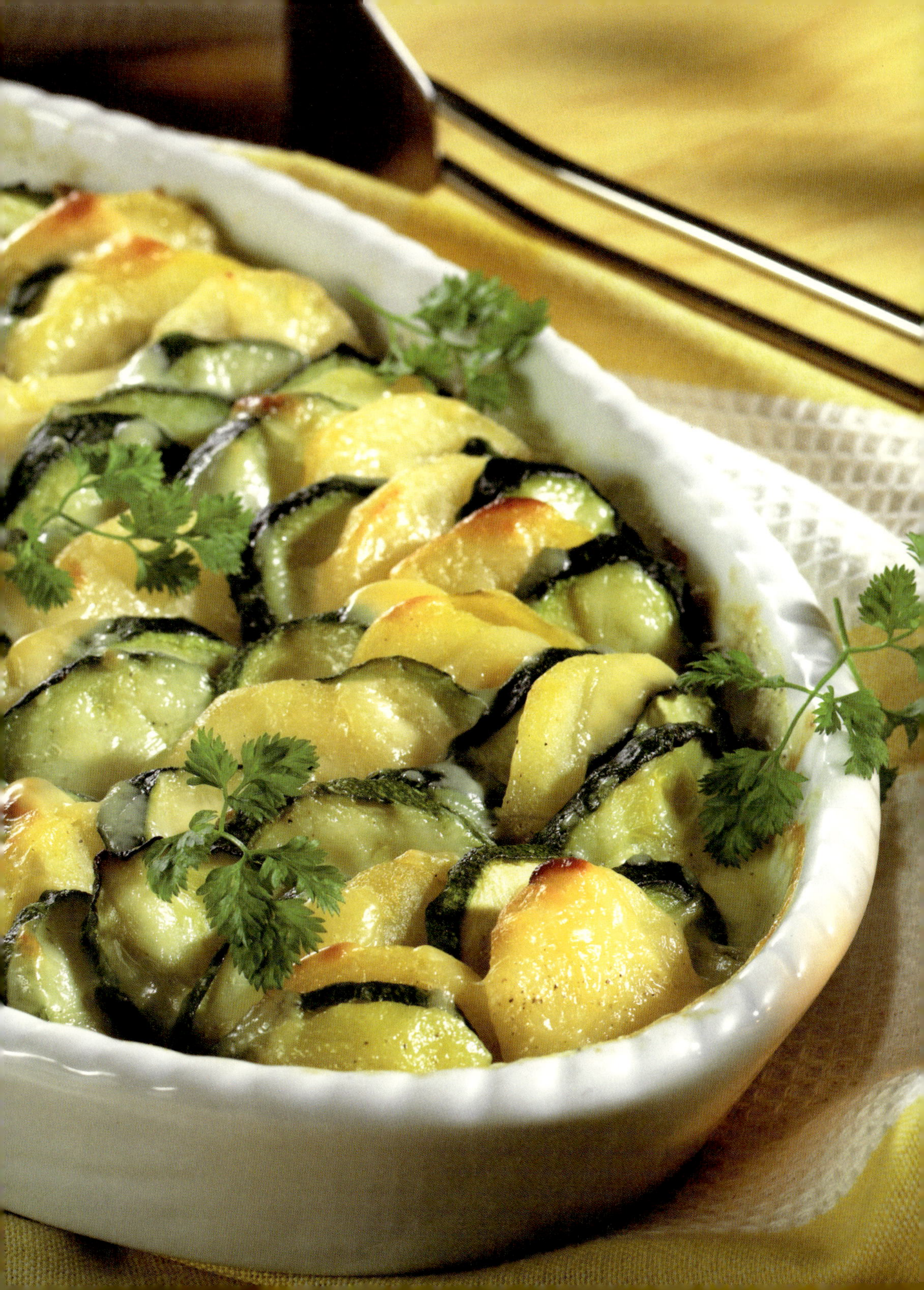

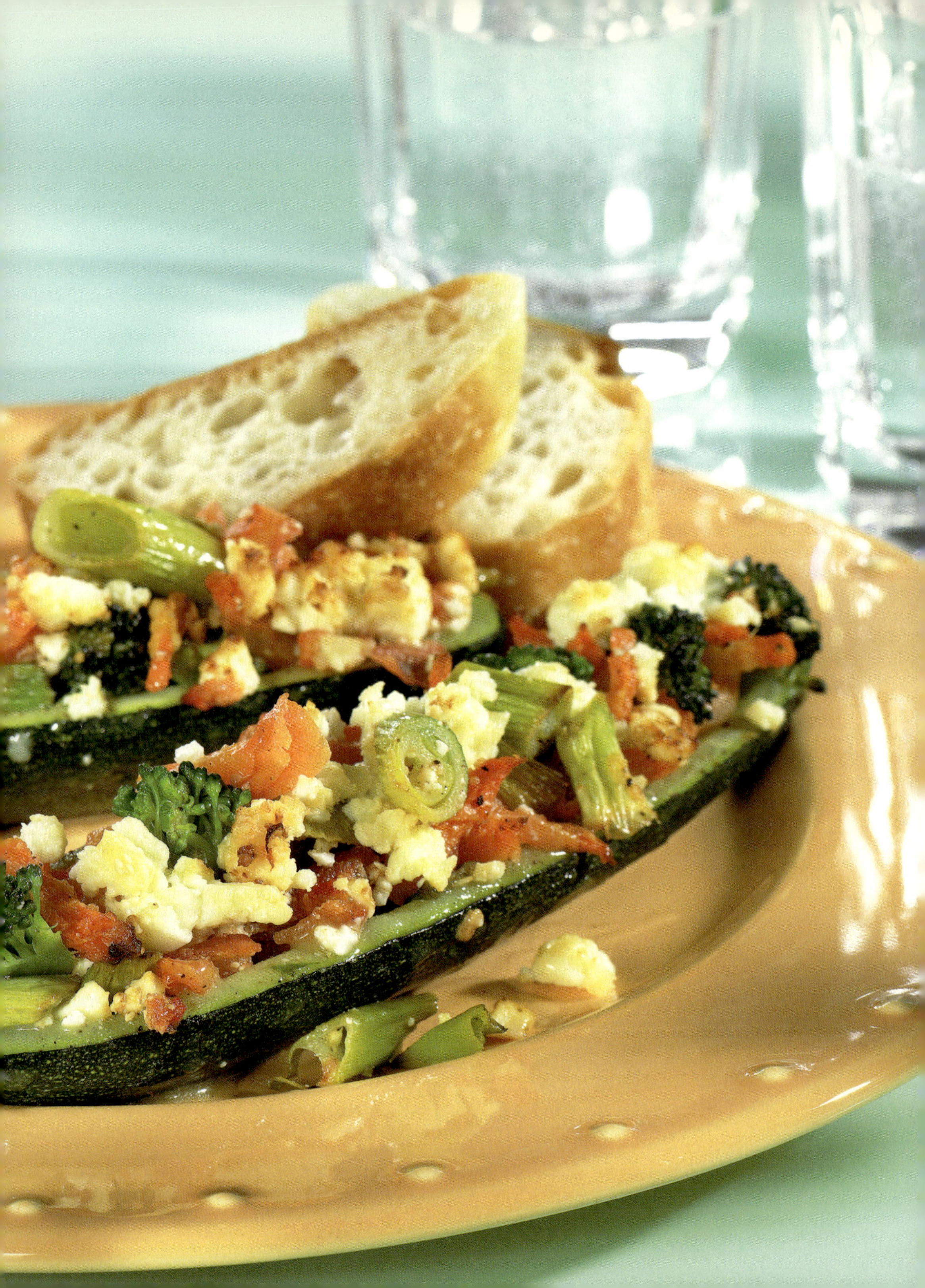

Mittagessen

Gefüllte Zucchini mit Frühlingsgemüse und Schafskäse überbacken

2 mittelgroße Zucchini	*100 g Frühlingszwiebeln*
1/8 l Gemüsebrühe	*100 g Broccoli*
300 g Kartoffeln	*2 EL MCT-Diätspeiseöl*
Salz	*Pfeffer*
1 Fleischtomate	*80 g Schafskäse (Feta)*
2 Möhren	

1 Portion enthält
444 Kilokalorien
35 g Kohlenhydrate
17 g Eiweiß
25 g Fett
davon 12 g MCT

- Die Zucchini putzen, waschen, der Länge nach halbieren und mit einem Teelöffel aushöhlen. 100 ml Gemüsebrühe in einem Topf aufkochen, die Zucchini leicht salzen und bei geschlossenem Deckel darin 5 Minuten dämpfen.
- Kartoffeln schälen, waschen, halbieren und in Salzwasser kochen.
- In der Zwischenzeit die Tomate kreuzförmig einritzen, mit kochendem Wasser überbrühen, häuten und grob würfeln.
- Möhren schälen und in feine Stifte schneiden. Die Lauchzwiebeln putzen, waschen und in fingerbreite Ringe schneiden. Den Broccoli in kleine Röschen teilen und diese unter heißem Wasser waschen.
- Frühlingszwiebeln, Möhren und Tomatenwürfel in einer beschichteten Pfanne mit Öl bei mittlerer Hitze anbraten. Gleichzeitig die Broccoliröschen in der restlichen Gemüsebrühe kurz blanchieren, abgießen und ebenfalls in die Pfanne geben. Das Gemüse mit Salz und Pfeffer abschmecken.
- Die Zucchini mit der Gemüsemischung füllen und in eine feuerfeste Form legen. Den Schafskäse zerbröckeln und darüber streuen. Im vorgeheizten Backofen bei 200 °C (Umluft: 180 °C, Gas: Stufe 3–4) 15 Minuten backen.

Mittagessen

Linsen-Kartoffel-Eintopf mit Würstchen

1 Portion enthält
521 Kilokalorien
39 g Kohlenhydrate
21 g Eiweiß
31 g Fett
davon 12 g MCT

80 g Linsen
300 g Kartoffeln
2 Möhren
1 Stange Lauch
2 Zwiebeln
2 EL MCT-Diätspeiseöl
2 TL gekörnte Gemüsebrühe
1 Bund Petersilie
100 ml fettarme Milch
Salz, Pfeffer
1 EL Balsamicoessig
Flüssiger Süßstoff
150 g Putenwiener

- Die Linsen 45 Minuten in Wasser kochen, nicht würzen, da sie sonst hart bleiben. In der Zwischenzeit Kartoffeln und Möhren schälen, waschen und grob würfeln. Lauch putzen, waschen und in Streifen schneiden. Zwiebeln abziehen und grob würfeln.
- Öl in einem Topf erhitzen und das geschnittene Gemüse darin bei mittlerer Temperatur anschwitzen. Mit 1/2 l Wasser ablöschen und die Gemüsebrühe zugeben.
- Die Linsen abgießen und zum Gemüse geben. Das Ganze nochmals aufkochen.
- Die Petersilie waschen und trockenschütteln. Die Blättchen abzupfen und fein hacken. Milch und Petersilie zur Suppe geben und diese mit Salz, Pfeffer, Balsamicoessig und etwas Süßstoff feinwürzig abschmecken.
- Kurz vor dem Servieren die Putenwiener in Stücke schneiden und in der Suppe erwärmen.

Mittagessen

Spaghetti mit Tomaten-Rucola-Sauce

3 Schalotten
1 Bund Rucola
2 große Fleischtomaten
2 EL MCT-Diätspeiseöl
1 Knoblauchzehe
2 EL Weißwein
1 TL Balsamicoessig
Salz, Pfeffer
Flüssiger Süßstoff
200 g Spaghetti
Etwas geriebener Parmesan

1 Portion enthält
530 Kilokalorien
74 g Kohlenhydrate
15 g Eiweiß
18 g Fett
davon 12 g MCT

- Die Schalotten unter fließendem Wasser abziehen (dann löst sich die Haut viel besser), fein würfeln.
- Rucola von Stielen befreien und grob hacken. Die Fleischtomaten kreuzförmig einritzen, mit heißem Wasser überbrühen, häuten und würfeln.
- Die Schalotten im Öl glasig dünsten, Tomatenwürfel zugeben und kurz garen lassen. Den Knoblauch abziehen und dazupressen. Mit einer kleinen Tasse Wasser, dem Wein und Balsamicoessig ablöschen und weitere 2 Minuten bei mittlerer Hitze einkochen. Mit Salz, Pfeffer, Knoblauch und etwas Süßstoff fein abschmecken. Kurz vor dem Servieren den Rucola in die heiße Tomatensauce geben.
- Die Spaghetti nach Packungsanleitung in reichlich kochendem Salzwasser »al dente« kochen. Spaghetti abgießen, auf Teller geben, mit der Tomaten-Rucola-Sauce übergießen und mit Parmesan bestreut servieren.

Küchentipp

Anstelle der frischen Tomaten können Sie natürlich auch Tomatenwürfel aus der Dose (Pizzatomaten) verwenden.

Mittagessen

Lotte in Gemüsejulienne

1 Portion enthält
513 Kilokalorien
35 g Kohlenhydrate
45 g Eiweiß
21 g Fett
davon 12 g MCT

300 g Kartoffeln
Salz
2 Stangen Lauch
250 g Möhren
1/2 Knolle Sellerie
100 g Champignons
1 Knoblauchzehe
1 Zweig frischer Rosmarin
2 EL MCT-Diätspeiseöl
1/4 l Fischfond (aus dem Glas)
300 g Lotte (2–4 Scheiben)
Pfeffer
Fischgewürzsalz
Flüssiger Süßstoff
150 ml fettarme Milch
Weißwein

- Die Kartoffeln gründlich waschen und in Salzwasser kochen.
- In der Zwischenzeit Lauch und Möhren putzen und waschen. Sellerie schälen und ebenfalls waschen. Champignons mit einem Tuch abreiben und die Stiele abschneiden. Das Gemüse in sehr feine Streifen schneiden.
- Für die Gemüsejulienne die Knoblauchzehe abziehen, in sehr feine Scheiben schneiden und zusammen mit dem frischen Rosmarin in einer hohen Pfanne bei mittlerer Hitze kurz im heißen Öl anbraten. Die Gemüsestifte zugeben, alles 2 bis 3 Minuten mitschmoren und mit dem Fischfond ablöschen.
- Lotte waschen, abtupfen und eventuell häuten. Mit Pfeffer und Gewürzsalz würzen. Den Fisch im Gemüsesud bei mittlerer Hitze und geschlossenem Deckel etwa 5 Minuten auf jeder Seite garen. Den Fisch herausnehmen und die Gemüsejulienne mit Salz, Pfeffer, etwas Süßstoff, Milch und einem Schuss Weißwein abschmecken.
- Die Fischstücke nochmals ein paar Minuten im Sud ziehen lassen; nicht mehr kochen. Die Kartoffeln pellen. Lotte mit Gemüse und Pellkartoffeln auf Tellern anrichten und sofort servieren.

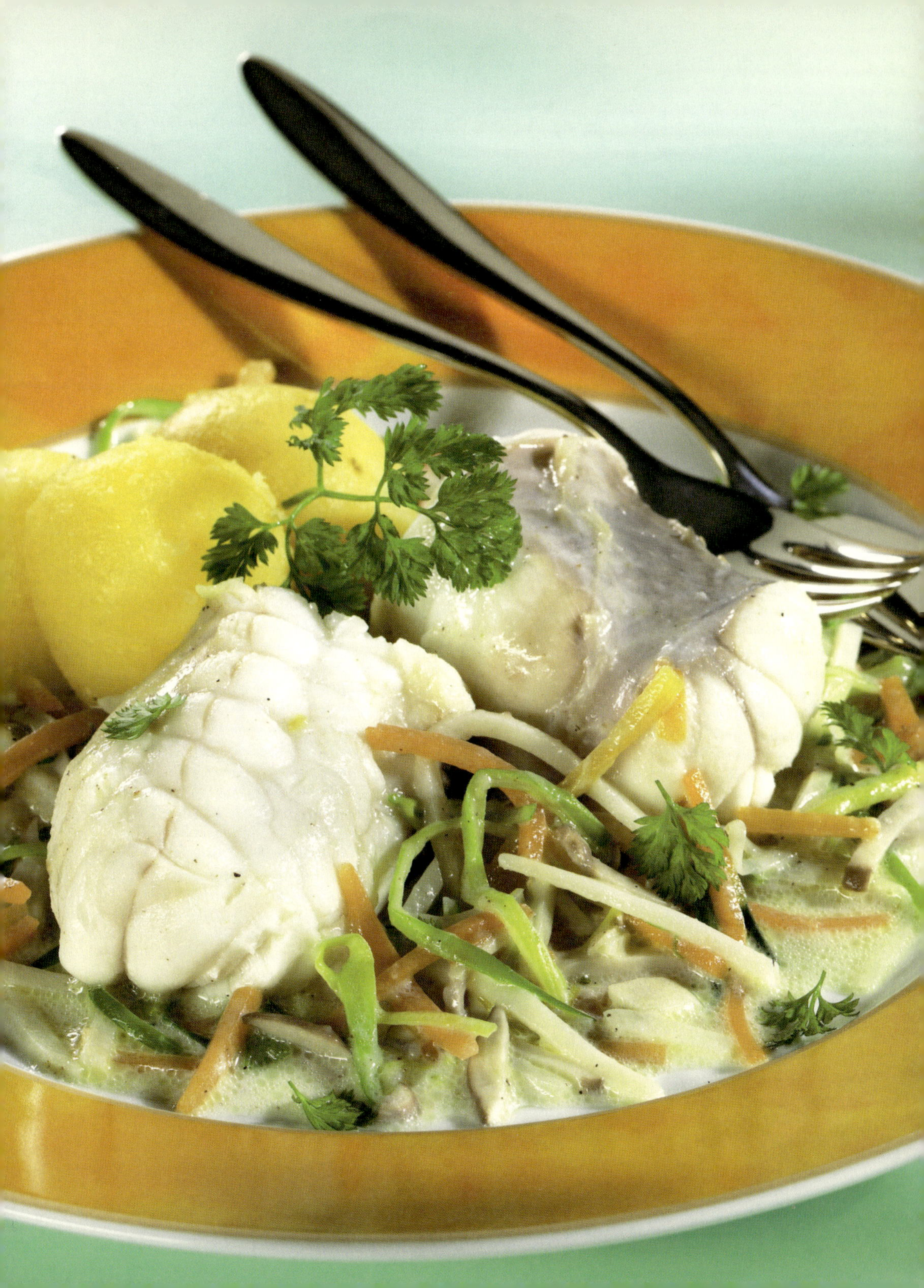

Mittagessen

Spinatpfanne mit Lachs

1 Portion enthält
501 Kilokalorien
28 g Kohlenhydrate
37 g Eiweiß
26 g Fett
davon 11 g MCT

500 g frischer Blattspinat
1 Zwiebel
1 Knoblauchzehe
1 große Fleischtomate
60 g Vollkornreis
Salz
300 g Lachsfilet
2 TL Zitronensaft
Pfeffer
2 EL MCT-Diätspeiseöl
Muskat

- Den Blattspinat sorgfältig waschen, abtropfen lassen und in Streifen schneiden. Zwiebel und Knoblauch abziehen. Zwiebel fein würfeln. Die Tomate kreuzförmig einritzen, mit heißem Wasser überbrühen, häuten und ebenfalls würfeln.
- Den Reis in leicht gesalzenem Wasser kochen.
- In der Zwischenzeit das Fischfilet waschen, trockentupfen, mit Zitronensaft beträufeln, salzen und pfeffern. In 1 EL Öl auf beiden Seiten anbraten und noch 2 bis 3 Minuten bei kleiner Hitze nachdünsten lassen. Das Fischfilet herausnehmen und warm stellen.
- Zwiebeln im restlichen Öl glasig dünsten, den Spinat zugeben und unter ständigem Wenden etwa 3 Minuten bissfest garen. Das Ganze mit einem Schuss Wasser ablöschen und die Tomatenstücke zugeben. Den Knoblauch dazupressen und alles nochmals 2 Minuten dünsten. Mit Salz, Pfeffer und Muskat abschmecken. Mit dem Fisch servieren.

Küchentipp

Wer mag, kann den Spinat mit einem Schuss Weißwein oder etwas gekörnter Gemüsebrühe verfeinern. Um der Spinatpfanne eine asiatische Note zu verleihen, eignet sich ein Hauch Curry sowie Ingwer und Ananassaft zum Ablöschen.

Mittagessen

Seelachs im Gemüsebett

2 Seelachsfilets (etwa 300 g)
Kräutersalz, grober Pfeffer
1 Stange Lauch
1 kleine Zwiebel
1 große Tomate
2 EL MCT-Margarine (etwa 20 g)
300 g kleine Kartoffeln

1 Portion enthält
387 Kilokalorien
25 g Kohlenhydrate
37 g Eiweiß
15 g Fett
davon 10 g MCT

- Zwei etwa 40 cm lange Alufolienstreifen abreißen. Je ein Fischfilet der Länge nach auf ein Folienstück legen und mit Kräutersalz und Pfeffer aus der Mühle würzen.
- Lauch putzen und waschen. Zwiebel abziehen. Tomate waschen und vom Stielansatz befreien. Lauch, Zwiebel und Tomate in 0,5 cm dicke Ringe bzw. Scheiben schneiden. Das Gemüse abwechselnd auf den Fisch legen. Nochmals etwas Kräutersalz darüber streuen und gleichmäßig mit Margarineflocken belegen.
- Die Alufolie rundum nach oben klappen und über dem Fisch verschließen. Die Folie muss absolut dicht sein, damit kein Fischfond auslaufen kann.
- Den eingepackten Fisch auf ein Backblech legen und im vorgeheizten Backofen bei 200 °C (Umluft: 180°C, Gas: Stufe 3–4) etwa 25 Minuten backen.
- In der Zwischenzeit die Kartoffeln waschen, in Salzwasser kochen und pellen. Wenn der Fisch fertig ist, die Folie vorsichtig öffnen und die Kartoffeln darin anrichten. Den Fisch und die Kartoffeln in der Folie servieren.

Küchentipp

Statt Seelachs können Sie auch Rotbarschfilets verwenden. Außerdem lässt sich das Gericht mit frischen Kräutern variieren.

Mittagessen

Schollenfilet mit Paprika-Ratatouille

1 Portion enthält
543 Kilokalorien
46 g Kohlenhydrate
37 g Eiweiß
23 g Fett
davon 13 g MCT

300 g Paprika (rot, gelb und grün)
1 große Zwiebel
Gekörnte Gemüsebrühe
Pfeffer
Flüssiger Süßstoff
Frische Kräuter (Dill, Schnittlauch, Petersilie)
300 g Kartoffeln
Salz
1 TL MCT-Margarine (etwa 5 g)
3 EL Mehl
250 ml fettarme Milch
Muskat
250 g Schollenfilet
Zitronensaft
2 EL MCT-Diätspeiseöl

- Paprika waschen, halbieren und von Stielen, Kernen und weißen Innenstegen befreien. Das Fruchtfleisch in grobe Würfel schneiden. Die Zwiebel abziehen und ebenfalls grob würfeln.
- Paprika und Zwiebel in einem beschichteten Topf ohne Fett kurz anbraten, 3 EL Wasser dazugeben und auf kleiner Flamme weitere 5 Minuten leise kochen lassen. Mit gekörnter Gemüsebrühe, Pfeffer und etwas flüssigem Süßstoff abschmecken.
- Die Kräuter waschen, trockenschütteln und fein hacken. Ein paar Zweige, Halme und Blättchen für die Garnitur beiseite legen.
- Die Kartoffeln waschen, schälen und in Salzwasser kochen.
- Die Margarine schmelzen, 1 EL Mehl einrühren. Mit der Milch langsam aufgießen und dabei kräftig mit einem Schneebesen rühren. Mit Salz, Pfeffer, Muskat abschmecken und die Kräuter unterheben.
- Die Schollenfilets mit Zitronensaft beträufeln, mit Salz und Pfeffer würzen. Auf beiden Seiten mit dem restlichen Mehl bestäuben. Öl bei mittlerer Hitze in einer beschichteten Pfanne erhitzen und die Fischfilets etwa 3 Minuten auf jeder Seite braten.
- Fisch, Gemüse und gepellte Kartoffeln auf einem Teller anrichten und mit der Kräutersauce überziehen. Mit Kräutern garnieren.

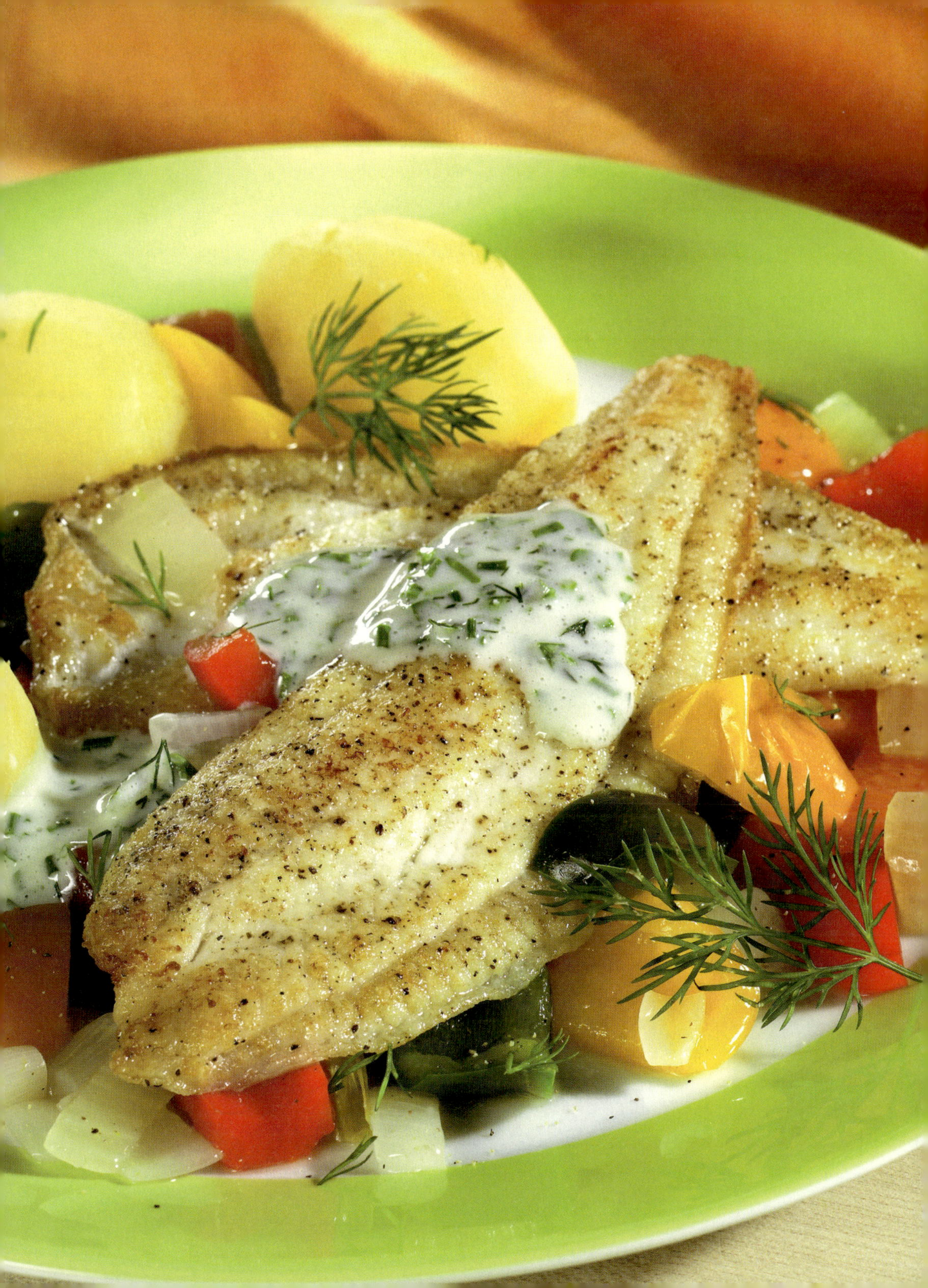

Mittagessen

Gemüse-Puten-Gulasch auf Mandelreis

1 Portion enthält
602 Kilokalorien
34 g Kohlenhydrate
35 g Eiweiß
36 g Fett
davon 12 g MCT

1 große Zwiebel	*1 EL Tomatenmark*
2 Möhren	*1/4 l Gemüsebrühe*
1 grüne Paprika	*Salz, Pfeffer*
1 kleiner Zucchino	*Flüssiger Süßstoff*
200 g Putenfleisch	*60 g Reis*
1 Knoblauchzehe	*1/2 Bund Petersilie*
2 EL MCT-Diätspeiseöl	*2 EL Mandelblättchen*

- Zwiebel abziehen, Möhre schälen. Die Paprika waschen, halbieren, von Stiel, Kernen und weißen Innenstegen befreien. Zucchino waschen. Das Gemüse in grobe Würfel schneiden.
- Das Putenfleisch trockentupfen und grob würfeln. Den Knoblauch abziehen und fein hacken.
- 1 EL Öl in einem Topf bei mittlerer Temperatur erhitzen, Zwiebeln und Knoblauch darin andünsten. Das restliche Gemüse zugeben und 2 Minuten unter ständigem Rühren anbraten. Das Gemüse aus dem Topf nehmen und in einer Schüssel beiseite stellen.
- Im gleichen Topf das restliche Öl erhitzen und das Putenfleisch darin von allen Seiten kurz anbraten. Das Tomatenmark zugeben und ebenfalls kurz anbraten – dadurch wird die Sauce ohne Bindemittel schön sämig.
- Das Gemüse zugeben, mit Gemüsebrühe ablöschen und mit etwas Salz, Pfeffer und einem Spritzer Süßstoff abschmecken. Bei mittlerer Hitze etwa 20 Minuten kochen, dabei immer wieder umrühren und bei Bedarf etwas Wasser angießen.
- In der Zwischenzeit den Reis in Salzwasser gar kochen, abgießen und im Topf warm stellen.
- Petersilie waschen, trockenschütteln und fein hacken.

- Die Mandelblättchen in einer kleinen beschichteten Pfanne ohne Fett anrösten und zusammen mit etwas Petersilie zum Reis geben.
- Das Gulasch nochmals abschmecken und reichlich Petersilie dazugeben. Reis mit Putengulasch auf Tellern anrichten.

Mittagessen

Hähnchenbrustfilet auf Zucchinigemüse

250 g Hähnchenbrustfilet	*1–2 TL gekörnte Brühe*
Salz, Pfeffer	*(Hühner- oder Gemüsebrühe)*
Je 1 Msp. Paprika- und Currypulver	*2 EL saure Sahne*
4 TL MCT-Diätspeiseöl	*90 g Vollkornreis*
1 TL frischer, gehackter Ingwer	*400 g Zucchini*

1 Portion enthält
475 Kilokalorien
38 g Kohlenhydrate
37 g Eiweiß
19 g Fett
davon 12 g MCT

- Hähnchenbrustfilet mit einem Stück Küchenkrepp trockentupfen. Mit Salz, Pfeffer, Paprika- und Currypulver würzen und in 3 TL heißem Öl auf beiden Seiten in einer beschichteten Pfanne knusprig anbraten. Herausnehmen.
- Ingwer in die gleiche Pfanne geben und anbraten. Mit 1/8 l Wasser ablöschen und je nach Geschmack mit gekörnter Brühe abschmecken. Die Hähnchenfilets wieder dazugeben und noch etwa 10 Minuten bei geschlossenem Deckel und mittlerer Hitze fertig garen. Die saure Sahne unterziehen; nicht mehr kochen lassen.
- Den Vollkornreis in ausreichend Salzwasser kochen, abtropfen lassen und warm stellen.
- Die Zucchini putzen, waschen, in Scheiben schneiden und in kochendem Salzwasser etwa 3 Minuten blanchieren. Abgießen und in dem noch heißen Topf im restlichen Öl schwenken. Mit etwas Gemüsebrühe und Pfeffer nachwürzen.
- Hähnchenbrust aufschneiden und mit Zucchinigemüse und Ingwersauce auf Tellern anrichten.

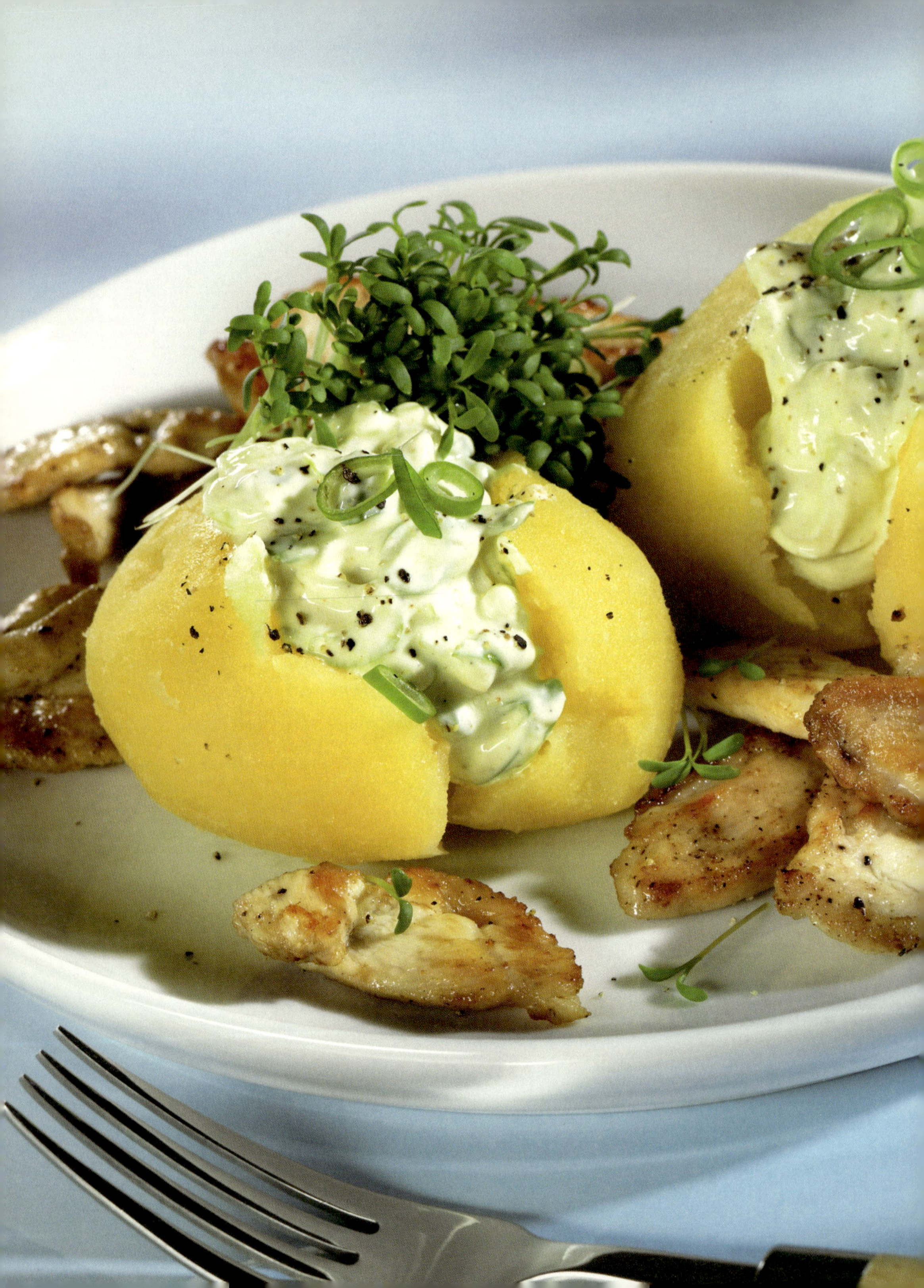

Mittagessen

Pellkartoffeln mit Frühlingszwiebelquark und krosser Hähnchenbrust

300 g große Kartoffeln	*Muskat*	**1 Portion enthält**
Salz	*Currypulver*	**539 Kilokalorien**
1/2 Bund Frühlingszwiebeln	*200 g Hähnchenbrust (ohne Haut)*	**37 g Kohlenhydrate**
250 g Quark (0,1% F.i.Tr.)	*1 EL MCT-Margarine (etwa 10 g)*	**45 g Eiweiß**
1 EL Obstessig	*2 EL MCT-Diätspeiseöl*	**22 g Fett**
Pfeffer	*2 EL Mehl (Type 1050)*	**davon 17 g MCT**
Flüssiger Süßstoff	*Frische Kresse*	

- Kartoffeln gründlich waschen und in reichlich Salzwasser ungeschält kochen.
- In der Zwischenzeit die Frühlingszwiebeln putzen, waschen und in feine Röllchen schneiden. Quark mit Frühlingszwiebeln, Essig, Salz, Pfeffer, etwas Süßstoff sowie je einer Prise Muskat und Currypulver glatt rühren. Das Ganze mindestens 20 Minuten bei Zimmertemperatur ziehen lassen, damit sich das feine Aroma der Frühlingszwiebeln entfalten kann.
- Die Hähnchenbrust mit einem Stück Küchenkrepp trockentupfen. Das Fleisch in feine Streifen schneiden und mit etwas Salz und Pfeffer würzen
- Kartoffeln pellen, in den warmen Topf zurücklegen, Margarine zugeben, schmelzen lassen und die Kartoffeln darin schwenken.
- In einer beschichteten Pfanne das Öl bei mittlerer Temperatur erhitzen. Die Hähnchenbruststreifen rundum mit Mehl bestäuben. In die Pfanne geben und kross anbraten.
- Die Kartoffeln auf Teller geben, in der Mitte zerteilen und mit Quark »füllen«. Die heißen Hähnchenbruststreifen darauf geben und alles mit etwas frischer Kresse bestreuen.

Mittagessen

Putenossobuco mit Rosmarinkartoffeln

1 Portion enthält		
563 Kilokalorien	*2 Fleischtomaten*	*2 EL MCT-Margarine (etwa 20 g)*
30 g Kohlenhydrate	*1 Zucchino*	*2 Putenbeinscheiben (à 120g)*
29 g Eiweiß	*1/2 Aubergine*	*Pfeffer*
36 g Fett	*1 große Zwiebel*	*2 Knoblauchzehen*
davon 16 g MCT	*300 g Kartoffeln (mittlere Größe)*	*1 EL MCT-Diätspeiseöl*
	3 Zweige Rosmarin	*1/4 l Gemüsebrühe*
	Salz	

- Tomaten kreuzförmig einritzen, mit heißem Wasser überbrühen, häuten und in grobe Würfel schneiden.
- Zucchino und Aubergine putzen, waschen und in etwa 1 cm dicke Scheiben schneiden. Zwiebel abziehen und grob würfeln.
- Kartoffeln gründlich waschen, halbieren und mit der Schnittfläche nach unten auf ein Brett legen. Die Kartoffelhälften fächerartig so einschneiden, dass sie an einem Ende noch zusammenhalten. Ein Backblech mit Backpapier auslegen.
- Die frischen Rosmarinnadeln vom Zweig zupfen, die Kartoffeln mit der Schnittfläche darauf drücken und aufs Backblech setzen. Die Kartoffeln salzen und mit Margarineflocken belegen.
- Die Putenbeinscheiben mit Küchenkrepp trockentupfen, mit Salz und Pfeffer würzen und zusammen mit den ganzen abgezogenen Knoblauchzehen in einer beschichteten Pfanne bei mittlerer Hitze im Öl anbraten. Danach das Fleisch und die Knoblauchzehen in eine hohe Auflaufform (wenn möglich mit Deckel) legen, das klein geschnittene Gemüse darüber geben, mit Salz und Pfeffer würzen und die Gemüsebrühe angießen.
- Die Kartoffeln und das Fleisch im vorgeheizten Ofen bei 200 °C (Umluft: 180 °C, Gas: Stufe 3–4) etwa 35 Minuten backen.

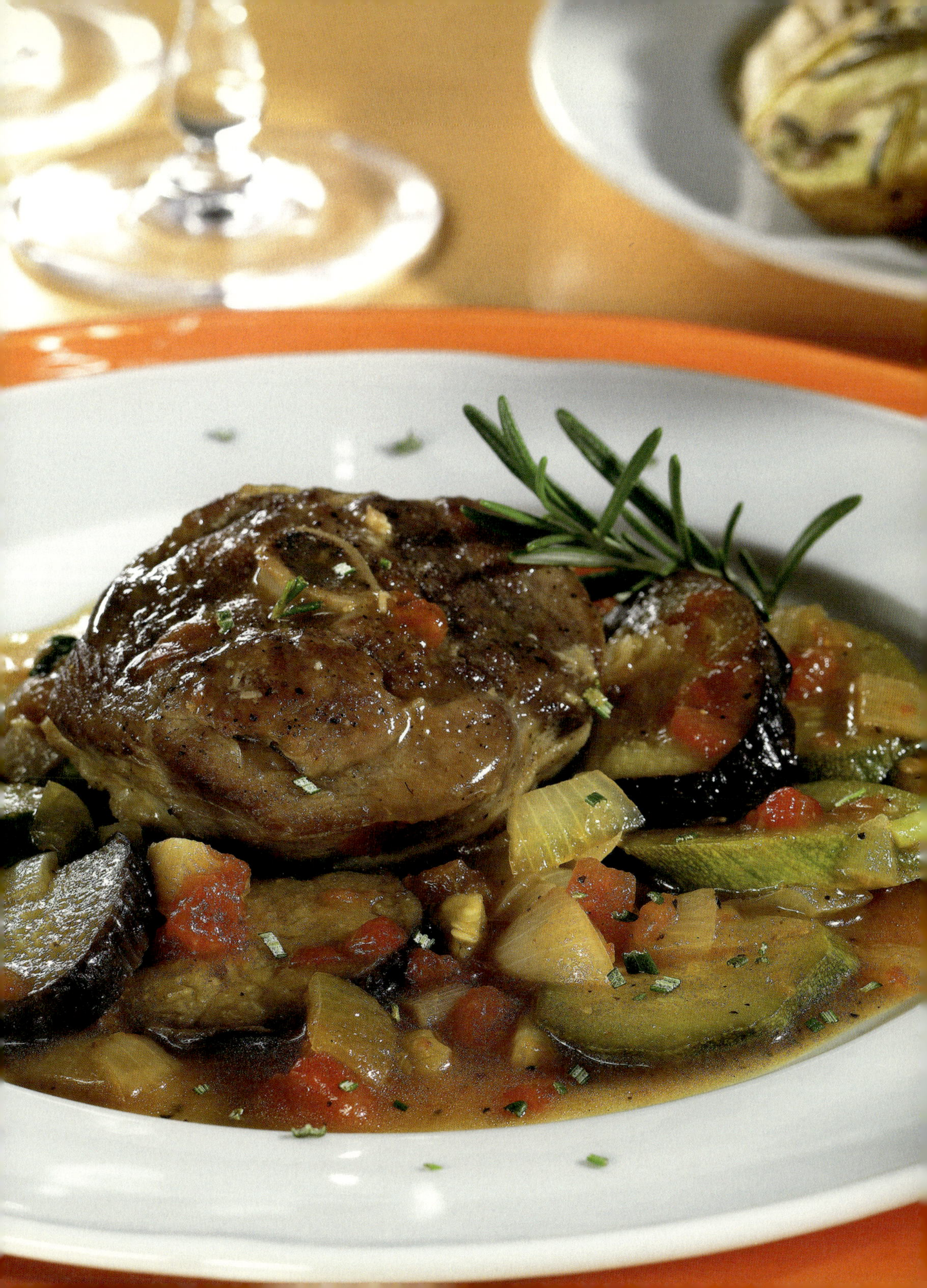

Mittagessen

Lammeintopf mit grünen Bohnen

1 Portion enthält
455 Kilokalorien
32 g Kohlenhydrate
21 g Eiweiß
26 g Fett
davon 17 g MCT

200 g Kartoffeln
1 große Zwiebel
600 g frische grüne Bohnen
1 Dose geschälte Tomaten
2 Knoblauchzehen
180 g Lammfleisch
(z. B. aus der Keule)
Salz, Pfeffer
1 Zweig Rosmarin
2 EL MCT-Diätspeiseöl
Etwas Rotwein
1/4 l Gemüsebrühe
2 EL saure Sahne

- Kartoffeln schälen, waschen und in Würfel schneiden. Zwiebel abziehen und würfeln. Bohnen putzen, waschen und halbieren. Tomaten abgießen und ebenfalls würfeln. Knoblauch abziehen und fein hacken.
- Das Lammfleisch in kleine Würfel schneiden, salzen, pfeffern und zusammen mit den Zwiebelwürfeln, Knoblauch und Rosmarin im Öl bei mittlerer Temperatur anbraten. Mit einem Schuss Rotwein ablöschen.
- Die Tomaten- und Kartoffelwürfel sowie die grünen Bohnen zum Fleisch geben und mit der Gemüsebrühe aufgießen.
- Den Eintopf bei geschlossenem Deckel 30 Minuten leise kochen lassen, dabei hin und wieder umrühren. Eventuell mit etwas Salz nachwürzen. Den Eintopf in Suppentellern anrichten und mit je 1 EL saurer Sahne garnieren.

Küchentipp

Der Lammeintopf lässt sich sehr gut vorbereiten. Kochen Sie das Gericht einfach am Vortag und wärmen Sie es dann wieder auf. Eventuell mit Salz und Pfeffer nachwürzen.

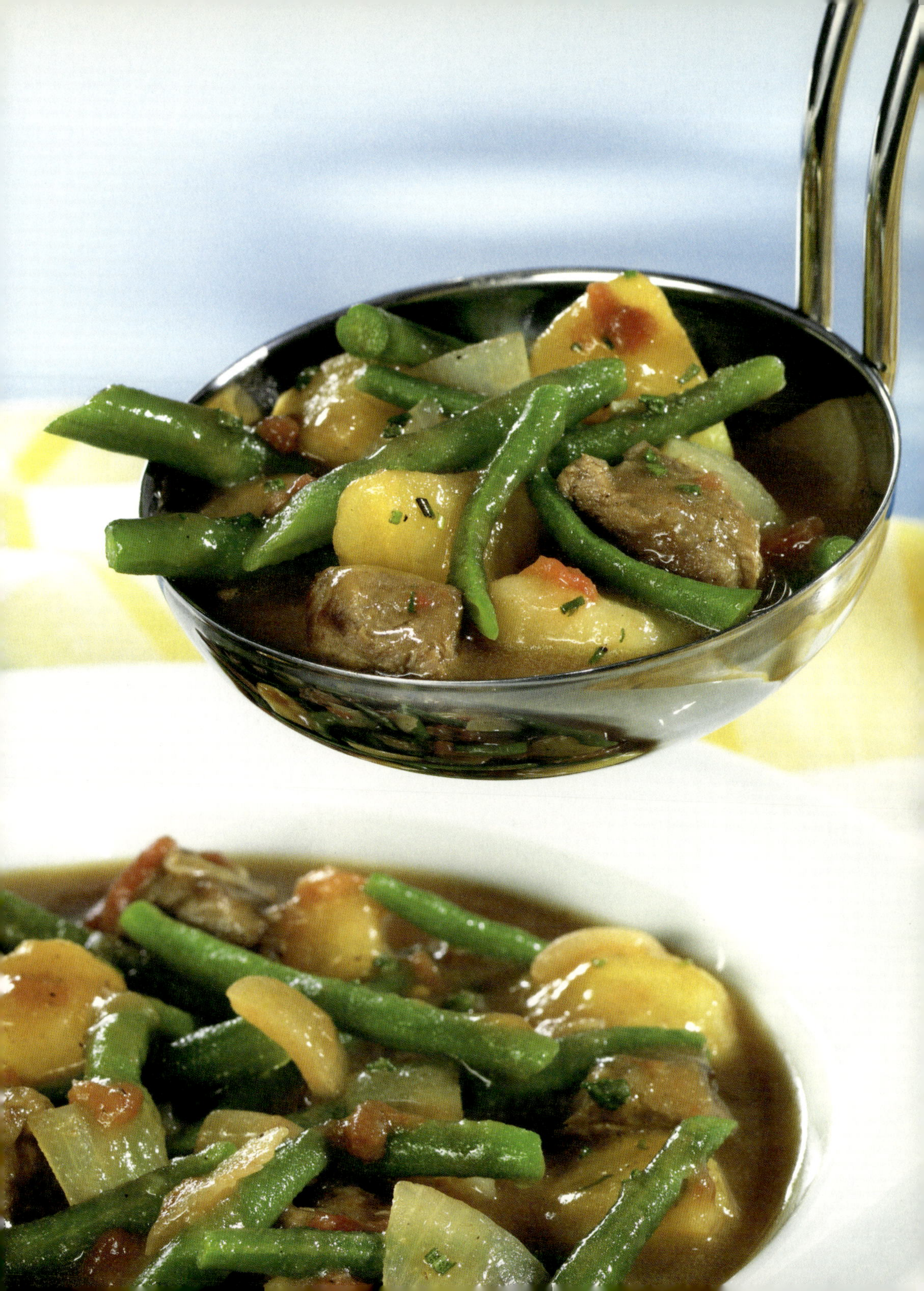

Abendessen

Quarkkaiserschmarrn mit Apfelspalten

1 Portion enthält
607 Kilokalorien
47 g Kohlenhydrate
36 g Eiweiß
29 g Fett
davon 12 g MCT

1 Apfel
4 Eier
2 EL Streusüße oder entsprechend flüssiger Süßstoff
250 g Magerquark
Salz
50 g Rosinen
Vanillearoma
50 g Weizenmehl
2 EL MCT-Diätspeiseöl

- Apfel schälen, vierteln, entkernen und in feine Scheiben schneiden.
- Die Eier trennen und die Eigelbe mit der Streusüße schaumig schlagen. Quark, eine Prise Salz, Rosinen und Vanillearoma dazugeben. Gut verrühren, das Mehl darauf sieben und unterheben. Eiweiße steif schlagen und vorsichtig unter die Ei-Quark-Masse heben.
- Öl in einer beschichteten Pfanne bei mittlerer Temperatur erhitzen. Apfelspalten anbraten und den Teig darüber laufen lassen. Auf beiden Seiten goldgelb backen und mit zwei Löffeln in Stücke reißen.

Abendessen

Kirsch-Buttermilch-Pfannkuchen

1 Portion enthält
615 Kilokalorien
31 g Kohlenhydrate
28 g Eiweiß
28 g Fett
davon 12 g MCT

350 ml Buttermilch
100 g Vollkornmehl
Salz
3 Eier
200 g Kirschen (kalorienreduziert aus dem Glas)
200 g fettarmer Joghurt (1,5 % Fett)
Flüssiger Süßstoff
2 EL MCT-Diätspeiseöl
Zimt
Streusüße

- Buttermilch mit Vollkornmehl und einer Prise Salz gut verrühren, etwa 10 Minuten quellen lassen. Die Eier aufschlagen, verquirlen und mit dem Schneebesen in den Teig rühren.

- Kirschen abtropfen lassen, Saft auffangen und für eine spätere Verwendung aufbewahren. Joghurt mit Süßstoff glatt rühren.
- 1 EL Öl in einer beschichteten Pfanne bei mittlerer Temperatur erhitzen, die Hälfte des Teigs in die Pfanne fließen lassen und nach etwa 1 Minute die Hälfte der Kirschen darauf verteilen. Pfannkuchen auf beiden Seiten goldgelb backen und warm stellen. Den zweiten Pfannkuchen ebenso backen.
- Die fertigen Pfannkuchen noch heiß mit Joghurt bedecken und mit etwas Zimt und Streusüße garnieren.

Backidee

Käsekuchen mit Mandarinen

135 g MCT-Margarine
125 g Zucker
4 Eier
500 g Magerquark
135 g Grieß
200 g Mandarinen (aus der Dose, ungezuckert)
100 g Rosinen
100 g Mandelstifte

Insgesamt
3734 Kilokalorien
350 g Kohlenhydrate
134 g Eiweiß
196 g Fett
davon 92 g MCT

- 125 g Margarine mit Zucker und Eigelben auf höchster Stufe schaumig rühren. Magerquark, 125 g Grieß, Mandarinen, Rosinen und Mandeln unterheben. Eiweiß steif schlagen, vorsichtig unterziehen.
- Die Springform mit der restlichen Margarine auspinseln und mit dem verbliebenen Grieß ausstreuen. Quarkmasse einfüllen und im vorgeheizten Backofen bei 180 °C (Umluft: 160 °C, Gas: Stufe 2–3) 45 bis 50 Minuten backen. Den Kuchen in den letzten 10 Minuten der Backzeit mit einem Stück Alufolie abdecken, damit er nicht zu braun wird. Der Kuchen ist durchgebacken, wenn bei der Gabelprobe kein Teig mehr hängen bleibt.
- Springform aus dem Ofen nehmen, Quarkkuchen abkühlen lassen und lauwarm servieren.

Backidee

Schoko-Braunbären (für 6 Stück)

1 Stück enthält
382 Kilokalorien
42 g Kohlenhydrate
9 g Eiweiß
21 g Fett
davon 13 g MCT

120 g MCT-Margarine
100 g Zucker oder Streusüße
3 Eier
1 Pck. Vanillezucker
200 g Vollkornmehl
1/2 Pck. Backpulver
5–6 EL Milch
3 EL MCT-Schokocreme

- 110 g der zimmerwarmen Margarine, Zucker, Eier und Vanillezucker auf höchster Stufe mit dem Handrührgerät schaumig rühren. Mehl mit Backpulver vermengen und nach und nach über die Masse sieben und einrühren. Zwischendurch je 1 EL Milch in die schaumige Masse einrühren. Dann die Schokocreme langsam unter den Teig ziehen.

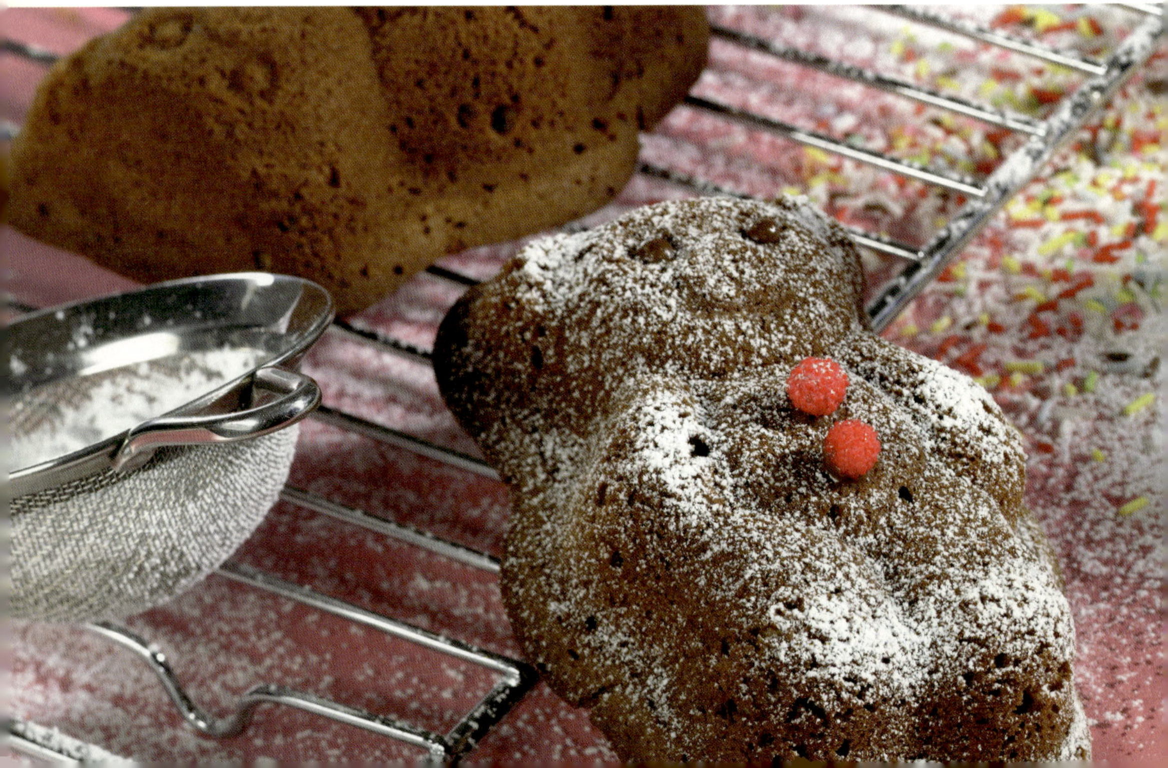

- Backformen mit der restlichen Margarine gut ausfetten und den Teig gleichmäßig auf die Förmchen verteilen.
- Bärchen bei 180 °C (Umluft: 160 °C, Gas: Stufe 2–3) 20 bis 25 Minuten backen. Förmchen 10 Minuten auskühlen lassen und die fertigen Bärchen auf einen Küchenrost stürzen.

Backidee

Schokosternchen (etwa 60 Stück)

500 g Mehl
150 g Zucker
1/2 TL Salz
Schale von 1 unbehandelten Zitrone
1 Pck. Vanillezucker
2 kleine Eier
250 g MCT-Margarine
200 g MCT-Schokocreme
Eventuell Puderzucker

1 Stück enthält
87 Kilokalorien
10 g Kohlenhydrate
1 g Eiweiß
5 g Fett
davon 4 g MCT

- Mehl, Zucker, Salz, Zitronenschale und Vanillezucker mischen und auf die Arbeitsfläche geben. In die Mitte eine Mulde drücken, die Eier und die zimmerwarme Margarine in kleinen Stücken hinzugeben. Alles sehr gründlich zu einem geschmeidigen, glatten Teig verkneten. Den Teig 1 Stunde abgedeckt bei Zimmertemperatur ruhen lassen.
- Den Teig nochmals gut durchkneten. Auf einer bemehlten Arbeitsplatte oder zwischen Folie ausrollen und mit einer kleinen Sternchenform Plätzchen ausstechen.
- Die Sternchen auf ein mit Backpapier ausgelegtes Blech setzen und im vorgeheizten Backofen bei 175 °C (Umluft: 155 °C, Gas: Stufe 2) 10 bis 15 Minuten backen.
- Plätzchen auskühlen lassen. Je ein Sternchen mit Schokocreme bestreichen und ein zweites Sternchen aufsetzen.
- Plätzchen für eine Stunde in den Kühlschrank stellen und nach Belieben mit etwas Puderzucker bestäuben.

Backidee

Christstollen Dresdner Art

Insgesamt
6640 Kilokalorien
754 g Kohlenhydrate
89 g Eiweiß
359 g Fett
davon 231 g MCT

1/4 l Milch
125 g Zucker
1 Würfel frische Hefe (42 g)
500 g Weizenmehl
1/2 TL Salz
Schale von 1 unbehandelten Zitrone
Je 1 Msp. Kardamom und Muskat
350 g MCT-Margarine
250 g Rosinen oder Sultaninen
125 g geschälte, gehackte Mandeln
6 gehackte Bittermandeln
125 g gehacktes Zitronat
Puderzucker

- Die Milch mit 2 TL Zucker leicht anwärmen, Hefe darin auflösen und an einem warmen Ort 15 Minuten stehen lassen.
- Mehl, restlichen Zucker, Salz, geriebene Zitronenschale und Gewürze vermischen. Die angesetzte Hefe und 250 g zimmerwarme Margarine hinzufügen. Alles mit dem Handrührgerät (Knethaken) zunächst auf niedrigster Stufe kurz verrühren und dann auf höchster Stufe etwa 8 Minuten zu einem glatten Teig verarbeiten (der Teig muss sich vom Schüsselrand lösen). Die Schüssel mit einem sauberen Küchentuch abdecken und den Teig an einem warmen Ort so lange gehen lassen, bis sich sein Volumen verdoppelt hat.
- Den Teig auf eine bemehlte Arbeitsfläche geben, Rosinen bzw. Sultaninen, Mandeln, Bittermandeln und Zitronat unterkneten.
- Masse zu einem Stollen formen, auf ein mit Backpapier ausgelegtes Backblech legen, mit einem Küchentuch abdecken und nochmals 15 Minuten gehen lassen. Anschließend etwa 1 Stunde im vorgeheizten Backofen bei 170 °C (Umluft: 150 °C, Gas: Stufe 2) backen.
- Restliche Margarine schmelzen. Den noch heißen Stollen mit der Hälfte davon bepinseln und mit Puderzucker bestäuben. Vorgang nach 10 Minuten nochmals wiederholen.

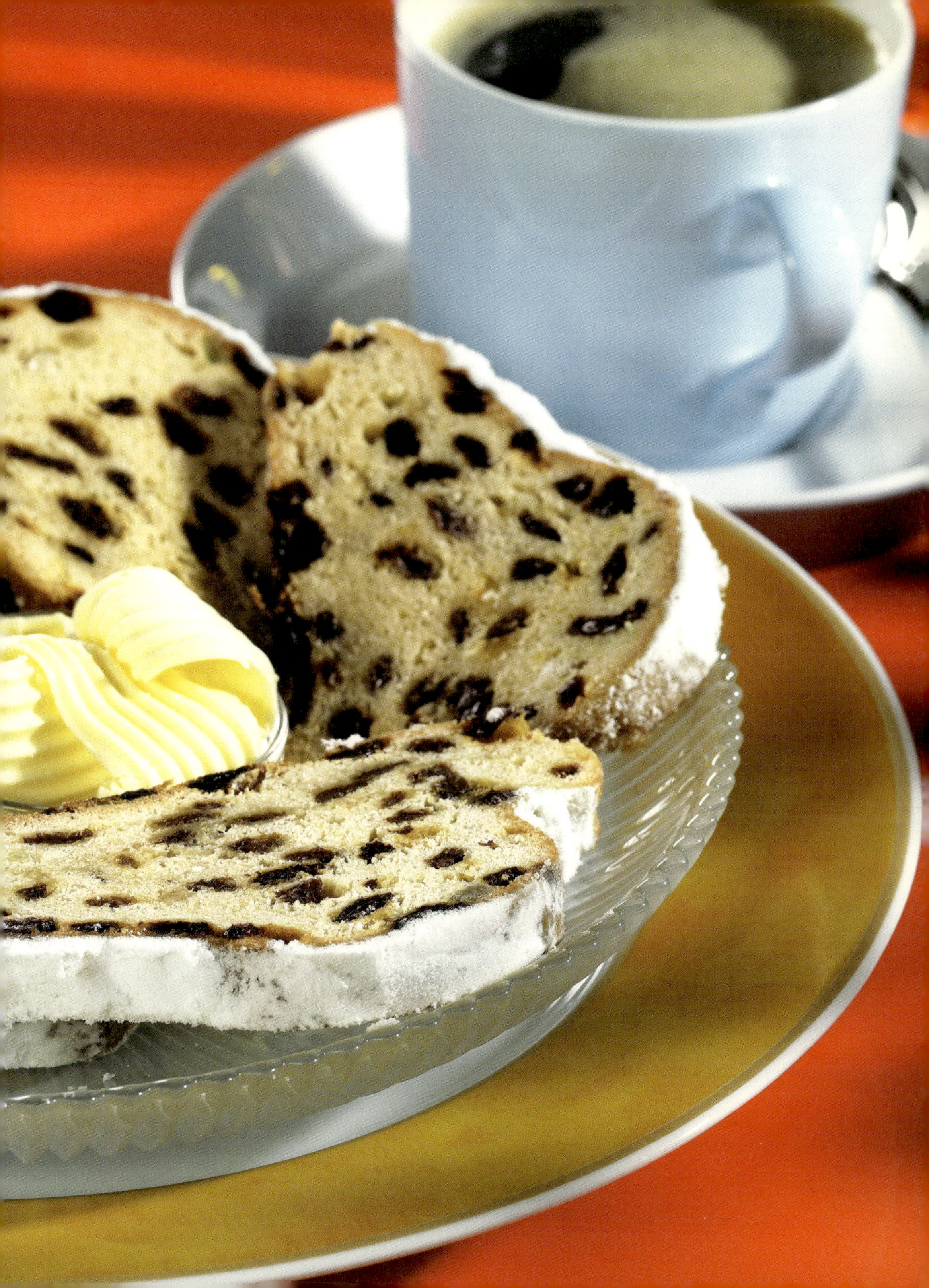

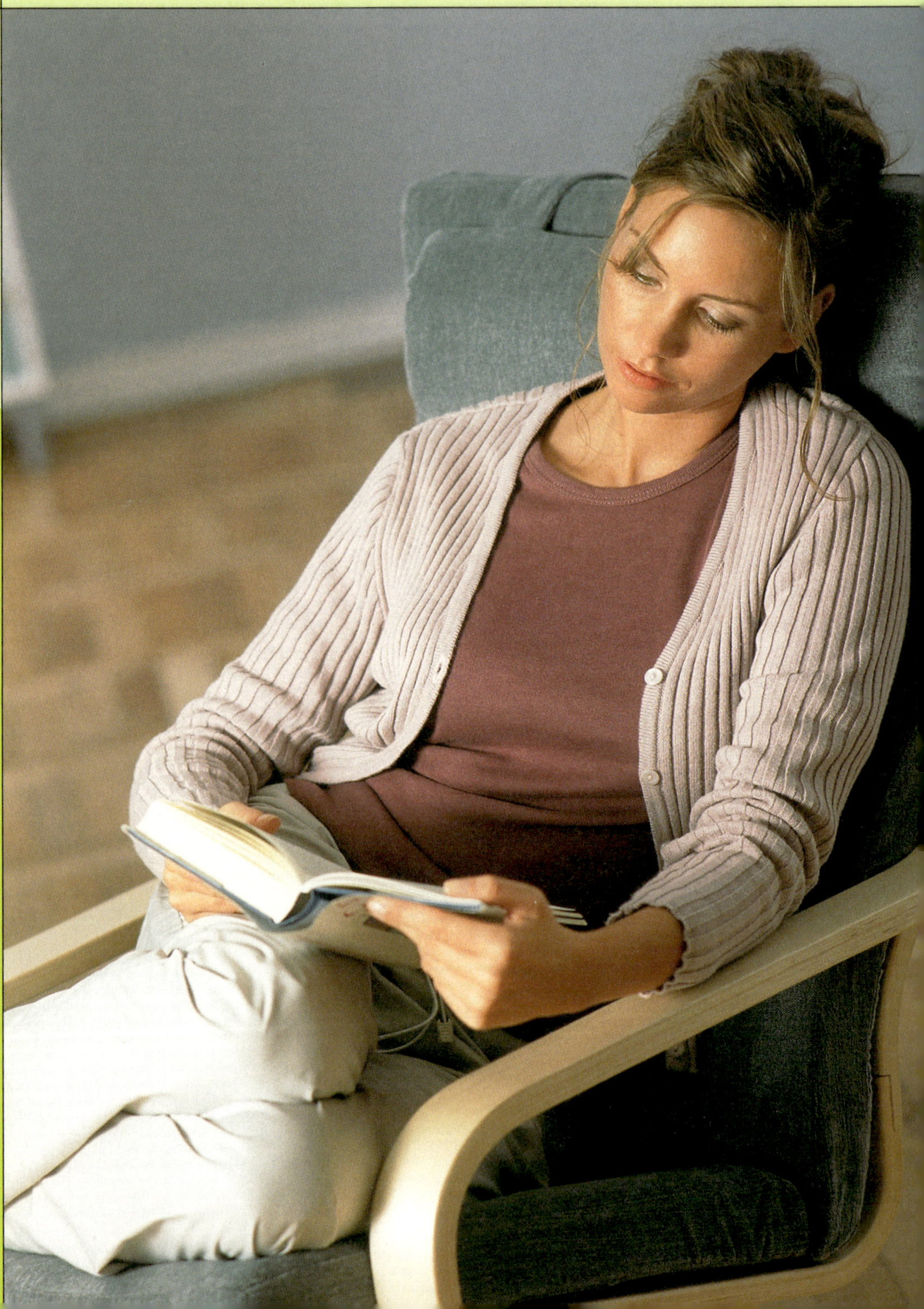

Service

Wenn Sie noch Fragen zu den Themen Übergewicht und Adipositas oder gesunde Ernährung haben, einen Ernährungsberater suchen oder sich für einen Kuraufenthalt interessieren, finden Sie auf den nächsten Seiten hilfreiche Adressen.

Hilfreiche Adressen und Informationen

Hier finden Sie Adressen verschiedener Institutionen, Firmen und Verbände, an die Sie und Ihre Angehörigen sich wenden können, falls Sie noch Fragen zum Thema gesunde Ernährung haben oder zusätzliche Informationen benötigen. Bei vielen Organisationen können Sie kostenlos Material anfordern.

Bundeszentrale für gesundheitliche Aufklärung (BZgA)
Ostmerheimer Straße 200
51109 Köln
Tel.: 0221-89920, Fax: 0221-8992300
Die Bundeszentrale für gesundheitliche Aufklärung ist eine staatliche Einrichtung, die sich vorwiegend der Prophylaxe von Krankheiten widmet und Gesundheitsaufklärung für alle Altersgruppen im staatlichen Auftrag betreibt. Lassen Sie sich kostenlos ein Publikationsverzeichnis zusenden.

Auswertungs- und Informationsdienst für Ernährung, Landwirtschaft und Forsten (AID) e. V.
Friedrich-Ebert-Straße 3
53177 Bonn
Tel.: 0228-84990, Fax: 0228-8499177
Internet: http://www.aid.de
E-Mail: aid@aid.de
Der AID e.V. ist eine staatliche Stelle mit einem Informationsauftrag in den Bereichen Ernährung, Landwirtschaft und Forsten. Lassen Sie sich kostenlos ein Publikationsverzeichnis zusenden.

Gütegemeinschaft Diätverpflegung e. V.
Geschäftsführerin Nadine Balzani
Moorenstraße 80
40225 Düsseldorf
Tel.: 0211-333985, Fax: 0211-317691
Bei der Gütegemeinschaft Diätverpflegung erhalten Sie gegen Rechnung ein Verzeichnis der Restaurants, Hotels, Krankenhäuser, Kurheime und Sanatorien, die diätgerechte Speisen mit reichlich Ballaststoffen sowie Diät- und Ernährungsberatung durch qualifiziertes Fachpersonal (Diätassistenten und Diplom Ökotrophologen) anbieten.

Deutsches Institut für Ernährungsmedizin und Diätetik (D.I.E.T.)
Kurbrunnenstraße 5
52066 Bad Aachen
Tel.: 0241-6080830, Fax: 0241-6080834
Internet: http://www.diet-aachen.de
E-Mail: ernaehrungsmedizin@t-online.de
Über die Homepage des Instituts können Sie Ihren Energiebedarf und Ihren Body-Mass-Index berechnen. Das Institut bietet vielfältige Informationen an. Fragen zu MCT-Fetten beantwortet der

ernährungsmedizinische Beratungsdienst »MCT-Fette« des Instituts unter den Telefonnummern 0241-4450230 und 0241-4450600 kostenlos.

Deutsche Gesellschaft für Ernährung (DGE) e. V.
Godesberger Allee 18
53175 Bonn
Tel.: 0228-3776600, Fax: 0228-3776800
Internet: http://www.dge.de
Die DGE erarbeitet Empfehlungen für die Nährstoffzufuhr und hat den staatlichen Auftrag, das Ernährungsverhalten in Deutschland zu verbessern. Die DGE unterhält Beratungsstellen und gibt verschiedene Broschüren heraus.

Verband für Ernährung und Diätetik (VFED) e. V.
Morillenhang 27
52074 Aachen
Tel.: 0241-507300, Fax: 0241-507311
Internet: http://www.vfed.de
E-Mail: info@vfed.de
Der VFED gibt verschiedene Broschüren zum Thema gesunde Ernährung heraus. Auf der Homepage des Verbandes erhalten Sie viele weitere Informationen (Saisonkalender, Ernährungsdreieck, Rezepte, Adressen von qualifizierten Diät- und Ernährungsberatern). Für weitere Informationen steht Ihnen Diätassistentin Esther Linker, Am Talacker 32a, 61137 Schöneck, Tel.: 06187-8637, zur Verfügung.

Verband der Diätassistenten – Deutscher Bundesverband e.V.
Bismarckstraße 96
40210 Düsseldorf
Tel.: 0211-162175, Fax: 0211-357389
Internet: http://www.vdd.de
E-Mail: vdd-duesseldorf@t-online.de
Über den VDD erhalten Sie Adressen und Telefonnummern von freiberuflich tätigen Diätassistenten.

Verband der Diplom Ökotrophologen e. V.
Giershausener Weg 15a
50767 Köln
Tel.: 0221-799343, Fax: 0221-799401
Internet: http://vdoe.de
E-Mail: vdoe@netcologne.de
Beim Berufsverband der Diplom Ökotrophologen erhalten Sie die Adressen und Telefonnummern von freiberuflich tätigen Diplom Ökotrophologen.

Deutsche Adipositas-Gesellschaft
Blumenweg 1
89294 Oberroth
Tel./Fax: 08333-4194
Internet: http://www.dag.de

A+G Lifescience GmbH
Dr. Claus-Dieter Stotzem
Rösrather Straße 2–16
51107 Köln
E-Mail: info@lifescience-cologne.de
Unter dieser Adresse erhalten Sie kostenloses Informationsmaterial zum Thema Übergewicht.

Vereinte Krankenversicherung AG
Heiko Laufenberg, Infozentrale
80291 München
Tel.: 089-67852225, Fax: 089-67852220
Internet: http:// vereinigte.de
E-Mail: Medcampus-r@vereinte.de
Hier können Sie die kostenlose Broschüre »Essen – Ernährung, Gesundheit und Lebensart« bestellen.

basis GmbH, Gesellschaft für Diätetik und Ernährung mbH
Schauerstrasse 2–4
D-80638 München
Tel.: 089-172008, Fax: 089-1784587
Internet: http:// www.basisgmbh.com
E-Mail: basis-cb@basisgmbh.com
Die Firma basis hat in Zusammenarbeit mit namhaften Wissenschaftlern und Ernährungsfachleuten das MCT-basis-plus-Diätsortiment entwickelt.

Reformhaus Information
Waldstraße 6
61440 Oberursel
Tel.: 06172-3003333, Fax: 06172-3003303
Internet: http://www.Reformhaus.de
Bei der Reformhaus Information erhalten Sie Informationsmaterialien über eine gesunde Kost und Termine von Seminaren zur gesünderen Ernährungsweise.

Fachkliniken für Kuraufenthalte

Klinik am Korso, Fachzentrum für gestörtes Essverhalten
Ostkorso 4
32545 Bad Oeynhausen
Info-Telefon: 05731-181-0
Internet: http://www.klinik-am-korso.de
E-Mail: info@klinik-am-korso.de

Klinik Hochried, Fachklinik für Kinder- und Jugendmedizin
Hochried 1–12
82418 Murnau
Tel.: 08841-474-0, Fax: 08841-474111
Internet: http://www.klinikhochried.de
E-Mail: info@klinikhochried.de

Adipositas Rehabilitätszentrum INSULA, Berchtesgadener Land
83489 Bischofswiesen
Tel./Fax: 08652-595 22
Internet: www.insula.de
E-Mail: info@insula.de
Langzeitrehabilitation für übergewichtige Kinder, Jugendliche und junge Erwachsene.

Buchtipps

Weitere Bücher von Sven-David Müller

Genussvoll essen bei Diabetes, Midena Verlag
Genussvoll essen bei Gicht, Midena Verlag
Genussvoll essen bei Rheuma, Midena Verlag
Genussvoll essen bei Arthritis und Arthrose, Midena Verlag
Genussvoll essen für die Schilddrüse, Midena Verlag
Backen mit Genuss bei Diabetes, Midena Verlag
Genussvoll essen nach dem Herzinfarkt, Midena Verlag
Genussvoll essen für Leber und Galle, Midena Verlag
Die CM_3-Diät, Midena Verlag
Kalorienampel, Midena Verlag
Praxis der Diätetik und Ernährungsberatung, Hippokrates Verlag

Literaturverzeichnis

Biesalski H. K./Grimm P.: Taschenatlas der Ernährung. Thieme, Stuttgart 1999
Binnert C./Pachiaudi C./Beylot M./Didier H. et al.: Influence of human obesity on the metabolic fate of dietary long- and mediumchain triacylglycerols. Am J Clin Nutr 1998; 67: 595-601
Elmadfa I./Leitzmann C.: Ernährung des Menschen. Eugen Ulmer, Stuttgart 1998
Götz M. L./Rabast U.: Diättherapie. Thieme, Stuttgart 1999
Heepe F.: Diätetische Indikationen. Springer Verlag, Berlin-Heidelberg-New York 1998
Kasper H.: Ernährungsmedizin und Diätetik. Urban und Fischer Verlag, München 2000
Kimoto Y./Tanji Y./Taguchi T. et al.: Antitumor effect of mediumchain triglyceride and its influence on the selfdefense system of the body. Cancer Detect Prev 1998; 22: 219224
Müller M. J.: Ernährungsmedizinische Praxis, Springer Verlag, Berlin-Heidelberg-New York 1998
Müller S.-D.: Praxis der Diätetik und Ernährungsberatung, Hippokrates Verlag, Stuttgart 2000/2001
Schlieper C. A.: Grundfragen der Ernährung, Verlag Dr. Felix Büchner, Hamburg 2000
Wanton G. J./Geijtenbeek T. B./Raymakers R. A. et al.: Mediumchain, triglyceride-containing lipid emulsions increase human neutrophil beta 2 integrin expression, adhesion, and degranulation. JPEN J Parenter Enteral Nutr 2000; 24: 228233

Sachregister

Rezeptregister

Die Autoren

Sven-David Müller (mueller@diet-aachen.de) ist als Diätassistent und Diabetesberater der Deutschen Diabetes Gesellschaft (DDG) 1. Vorsitzender des Verbandes für Ernährung und Diätetik (VFED) e. V. in Aachen. Der Ernährungsexperte ist Geschäftsführer und Sprecher des Deutschen Instituts für Ernährungsmedizin und Diätetik (D.I.E.T.).

Cornelia Bäumker, Betriebswirtin und Ernährungsfachverkäuferin, ist Gesellschafterin, Prokuristin und Marketingleiterin der Firma basis GmbH.

Katrin Raschke ist Diplom Ökotrophologin und arbeitet am Deutschen Institut für Ernährungsmedizin und Diätetik (D.I.E.T.) in Bad Aachen.

Daniela Rösler studiert Ernährungswissenschaft an der Fachhochschule Mönchengladbach.

Wichtiger Hinweis

Die im Buch veröffentlichten Ratschläge und Rezepte wurden mit größter Sorgfalt von Verfassern und Verlag erarbeitet und geprüft. Eine Garantie kann jedoch nicht übernommen werden. Ebenso ist eine Haftung der Verfasser bzw. des Verlages und seiner Beauftragten für Personen-, Sach- oder Vermögensschäden ausgeschlossen.

Bildnachweis

Umschlagfoto und Foodfotos: Studio R. Schmitz

Fotos: Zefa/Pfeiffer S. 6; Zefa/Alexander Scott S. 14; Zefa/Meyer M. S. 20; StockFood/S. & P. Eising S. 26; Fotex/ Zephyr Pictures S. 29; basis GmbH S. 31; Fotex/Zorin R. S. 88

Die Deutsche Bibliothek – CIP-Einheitsaufnahme

Ein Titeldatensatz für diese Publikation ist bei der Deutschen Bibliothek erhältlich.

Impressum

Midena Verlag, München

Projektleitung: Franz Leipold

Redaktion und Satz: Christopher Hammond, München

Herstellung: Gabriele Schnitzlein

Bildredaktion: Sylvie Busche (Ltg.), Kirsten Dieckerhoff

Umschlagkonzeption: H3A GmbH, München

Reproduktion: Litho Art, München

Printed in Italy

ISBN 3-310-00781-2